DE LA

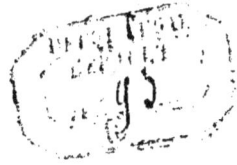

LEUCÉMIE MYÉLOGÈNE

ET DE

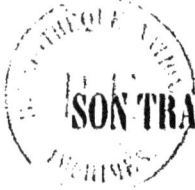

SON TRAITEMENT PAR LA RADIOTHÉRAPIE

PAR

Georges MISTRAL

DOCTEUR EN MÉDECINE

MONTPELLIER

IMPRIMERIE Gust. FIRMIN, MONTANE ET SICARDI

Rue Ferdinand-Fabre et Quai du Verdanson

1905

DE LA

LEUCÉMIE MYÉLOGÈNE

ET DE

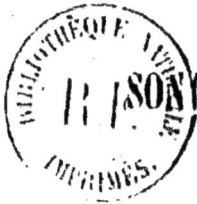

SON TRAITEMENT PAR LA RADIOTHÉRAPIE

PAR

Georges MISTRAL

DOCTEUR EN MÉDECINE

MONTPELLIER
IMPRIMERIE Gust. FIRMIN, MONTANE ET SICARDI
Rue Ferdinand-Fabre et Quai du Verdanson
—
1905

A TOUS CEUX QUE J'AIME

G. MISTRAL.

INTRODUCTION

Au moment de choisir un sujet pour notre thèse, nous avons été vivement intéressé par un cas de leucémie myélogène traité dans le service de M. le Professeur Forgue.

Nous avons pensé qu'il serait peut-être intéressant d'étudier le nouveau mode de traitement employé contre la leucémie, et d'en examiner les résultats. Jusqu'à présent, en effet, ces malades étaient justiciables de traitements médicamenteux ; on leur donnait sans grand bénéfice, de l'arsenic, du fer, de l'extrait de rate ou de moelle osseuse.

Ce n'est que depuis deux ans environ que la radiothérapie a été employée pour traiter la leucémie myélogène ; il était donc utile de passer en revue les cas publiés jusqu'à ce jour et d'en tirer des conclusions sur l'efficacité du traitement électrique.

Encouragés par les bienveillants conseils de notre maître, nous nous sommes mis à l'œuvre, et nous avons recueilli un certain nombre de cas de leucémie myélogène soumis au traitement radiothérapique. C'est surtout la littérature allemande qui nous a fourni le plus grand nombre de cas ; malheureusement il nous a été impossible de nous procurer plusieurs revues allemandes ou anglaises, et nous avons dû nous borner à donner un tableau très réservé d'un certain nombre de cas.

L'observation de la malade de M. le Professeur Forgue qui est de date très récente, est venue s'ajouter aux renseignements déjà recueillis, et nous a permis de compléter notre opinion à ce sujet.

Nous avons divisé notre thèse en plusieurs chapitres. Dans les premiers, nous étudions l'historique, la définition, l'étiologie et l'étude clinique de la leucémie myélogène. Nous avons en particulier insisté sur l'étiologie, car un article d'une revue allemande nous a fourni des renseignements précieux sur une épidémie de leucémie myélogène survenant dans une région restreinte ; nous avons cru devoir le résumer, car il pourra plus tard être le point de départ d'un travail plus important et éclairer l'étude de la pathogénie et de l'étiologie de la leucémie.

Dans les chapitres qui suivent, nous avons résumé les observations recueillies et nous avons exposé la technique du traitement et les résultats obtenus.

Enfin, notre conclusion a été que la radiothérapie doit être regardée comme le meilleur traitement de la leucémie myélogène, mais qu'elle n'est pas un traitement absolument curateur.

Le temps et la compétence nécessaires nous ont manqué pour mener à bien un travail si vaste et si difficile. Nous avons borné nos efforts à poser aussi clairement que possible les cas observés et les résultats obtenus, et nous serons très heureux si notre modeste thèse peut servir d'indication et de point de départ à un travail plus important.

En finissant l'exposé du plan de notre thèse, il nous reste un devoir très agréable à remplir, celui d'exprimer notre reconnaissance à tous les maîtres de cette Faculté qui nous ont si bien enseigné la médecine.

En première ligne, nous remercions M. le Professeur Forgue dont nous avons été l'externe pendant six mois, et

qui, durant toutes nos études, n'a cessé de nous prodiguer
ses excellents conseils et sa bienveillante protection.

Il nous fait aujourd'hui l'honneur de présider notre thèse
inaugurale; qu'il soit assuré de la profonde reconnaissance
que nous lui avons.

Nous remercions aussi M. le Professeur agrégé Galavielle
qui a été pour nous un ami véritable, et à qui nous exprimons
tout l'affectueux attachement que nous ressentons pour lui.

Merci aussi à MM. les professeurs Estor, Grasset, Car-
rieu dont nous avons été l'externe, et qui nous ont prodigué
les meilleures marques de sympathie.

Nous n'aurons garde d'oublier les bonnes leçons de
MM. le professeur Rauzier, les agrégés Jeanbrau et Gryn-
feltt, qui, dans leurs conférences, nous ont donné avec tout leur
dévouement et toute leur compétence, d'excellentes leçons.

A tous ces maîtres que nous allons quitter, nous exprimons
bien sincèrement notre respectueuse reconnaissance.

Nous devons aussi remercier MM. les Docteurs Riche et
Lagriffoul qui nous ont fourni l'observation inédite recueillie
dans le service de M. le professeur Forgue; notre ami Léopold Goldenberg, qui, avec sa complaisance habituelle, nous
a traduit plusieurs revues allemandes; et notre excellent ami
Jules Laurent, étudiant en médecine, pour le concours qu'il a
prêté à la rédaction de notre thèse.

DE LA

LEUCÉMIE MYÉLOGÈNE

ET DE

SON TRAITEMENT PAR LA RADIOTHÉRAPIE

CHAPITRE PREMIER

HISTORIQUE ET DIVISION

L'histoire de la leucocythémie commence en 1845 avec Virchow, qui découvre un état pathologique du sang caractérisé par l'augmentation des leucocytes et l'hypertrophie de certains organes hématopoiétiques et qui donne à cette affection le titre de sang blanc (*Weisses Blüt*), *leucémie.*

Un peu avant, Bennett avait observé deux cas d'hypertrophie de la rate suivis de mort et avait vu que les globules blancs du sang étaient différents des leucocytes, qu'ils offraient les caractères de globules de pus et que ce pus s'était formé dans le sang. Bientôt d'ailleurs. il abandonnait cette opinion et acceptait les idées de Virchow.

En 1839, avant Virchow et même Bennett, Barth et Donné avaient observé un cas de leucémie avec hypertrophie de la rate, mais le fait ne fut publié qu'en 1856.

Beaucoup plus tôt encore, Hodghin en 1832, Bichat en 1801, et auparavant Morgagni, Galien et Hippocrate, avaient rapporté des observations d'hypertrophie splénique et ganglionnaire; mais tous ces cas n'étaient pas concluants, car l'examen microscopique du sang permet seul d'affirmer l'augmentation du nombre des leucocytes et, par suite, seules les recherches qui ont suivi les travaux de Virchow méritent d'entrer en considération.

On s'aperçut bientôt que la leucémie n'est qu'un symptôme secondaire et que les lésions des organes hématopoïétiques sont la véritable cause de la maladie.

Plus tard, en 1856, Trousseau décrivit sous le nom d'adénie certaines hypertrophies ganglionnaires sans altération du sang; de même Cohnheim, Wünderlich, observèrent des cas d'hypertrophie de la rate ou des ganglions sans leucémie, et ce dernier auteur faisait de l'adénie simple le premier degré de l'affection qui, plus tard, devenait de la leucocythémie. Or, on sait aujourd'hui qu'il y a des adénies qui évoluent jusqu'à la fin sans leucémie.

En résumé donc, on peut dire qu'il y a des leucocythémies ou lymphadénies leucémiques et des adénies ou lymphadénies aleucémiques. Quel est le rapport qui existe entre ces deux affections ?

Ce rapport a été de tout temps compris de façon tout opposée. Les uns, avec Trousseau, ont considéré la leucémie comme ayant une signification très importante et comme établissant, suivant son existence ou son absence, une séparation dans les cas de lymphadénie. A la lymphadénie leucémique ou leucocythémie, les *dualistes*, et

Trousseau en particulier, ont opposé la pseudo-leucémie
ou adénie ; on a fait de celle-ci une espèce morbide
absolument distincte de la leucocythémie.

Les autres, au contraire, sont les *unicistes* ; ils n'ont
attribué à la leucémie qu'une valeur contingente et épi-
sodique, et ont considéré les lymphadénies simples ou
compliquées de leucémie comme faisant partie de la même
entité pathologique. Cette opinion a été défendue par
Wunderlich et Jaccoud, qui a groupé tous les cas de
lymphadénie. leucémique ou aleucémique, sous le nom
de *diathèse lymphogène*.

Sans nous attarder à résumer toutes ces discussions,
qui n'ont pas pour nous d'intérêt immédiat, nous croyons
qu'il existe de nombreuses affinités entre ces diverses
variétés de lymphadénie. mais que l'étude intime de ces
rapports ne pourra être définitivement faite que lorsqu'on
aura connu la pathogénie et la microbiologie de ces
affections.

Quoi qu'il en soit, nous désignerons sous le nom de
leucocythémie les affections s'accompagnant de modification du sang et d'hypertrophie des organes hématopoiétiques.

Le processus lymphadénique peut occuper un grand
nombre d'organes : la rate, les ganglions. la moelle des
os, les amygdales, l'intestin, la peau ; il peut avoir une
évolution chronique ou aiguë.

Nous n'insisterons pas sur ces diverses localisations
de la leucocythémie, et nous diviserons cette affection en
deux groupes, suivant que l'augmentation des leucocytes
porte sur les myélocytes ou suivant qu'elle porte sur les
lymphocytes.

La première forme, appelée leucémie myélogène ou
myélémie, est celle qui va nous occuper dans notre travail.

Pour la distinguer sûrement de la forme lymphatique
ou lymphocythémie, il faut se baser uniquement sur les
données hématologiques. D'ailleurs, il ne faut pas croire
que ces deux formes soient aussi nettement séparées et
aussi distinctes en clinique qu'on semble vouloir l'indi-
quer dans les livres ; très souvent, au contraire, surtout
dans les dernières phases de l'évolution, leucémie myélogène et lymphocythémie se combinent et se rencontrent
chez le même malade.

En tout cas, avant de terminer ce chapitre d'historique
et de division, et avant de commencer l'étude clinique et
anatomo pathologique de la leucémie myélogène, nous
allons exposer dans un tableau (1) les différences qui
existent entre la leucémie myélogène et la leucémie lymphatique :

LEUCÉMIE MYÉLOGÈNE	LEUCÉMIE LYMPHATIQUE
Hypertrophie myéloïde de la moelle osseuse avec état myéloïde du sang et de divers organes parmi lesquels la rate figure au premier rang.	Augmentation considérable des lymphocytes du sang, transformation lymphoïde des territoires hématopoïétiques et des autres parties de l'organisme envahies.
1° Présence de cellules mononu- cléées neutrophiles ou myélo- cytes neutres.	1° Absence.
2° Présence de leucocytes mono- nucléés éosinophiles ou myé- locytes éosinophiles.	2° Absence.

(1) Ce tableau est emprunté à la thèse de Green sur la leucémie
aiguë. Paris, 20 juillet 1900.

LEUCÉMIE MYÉLOGÈNE (suite)	LEUCÉMIE LYMPHATIQUE (suite)
3° Augmentation des neutrophiles, des éosinophiles et des Mostzellin.	3° Rareté ou absence.
4° Présence de formes naines et géantes de globules blancs.	4° Formes naines et géantes de lymphocytes seulement.
5° Présence de globules blancs mitosiques.	5° Rareté.
6° Présence de globules rouges nucléés.	6° Rareté
7° Le pourcentage des lymphocytes par rapport à la normale est souvent très diminué, mais le nombre absolu reste très élevé.	7° Augmentation énorme des lymphocytes grands et petits.
8° Les polynucléés neutrophiles se maintiennent toujours à un taux élevé dans la leucémie myélogène, mais la teneur pour cent est abaissée.	8° Diminution relative et absolue des leucocytes polynucléés.
9° Augmentation de volume et de nombre des plaques sanguines.	9° Absence.
10° Présence constante de cristaux de Charcot-Robin et de tyrosine dans le sang desséché.	10° Absence.

Comme on le voit dans ce tableau, la division entre les deux formes de leucémie est essentiellement *hématologique* ; elle indique la *nature de la source* des globules blancs qui, dans un cas, est strictement *myélocytaire*, dans l'autre, *adénoïde*.

Ces divisions étant établies et la nature de la leucémie myélogène nous paraissant nettement établie de cette façon, nous allons aborder son étude clinique et anatomo-pathologique, et nous commençon; par l'étiologie.

CHAPITRE II

ÉTIOLOGIE

L'étiologie de la leucémie est encore très obscure, et même, à l'heure actuelle, on ne peut invoquer de cause bien nette.

La leucémie apparaît plus communément chez l'homme que chez la femme ; elle apparaît ordinaire... entre 30 et 50 ans, mais elle peut se rencontrer chez ... très jeunes, chez des nouveau-nés même, et ... des vieillards. On a publié un cas de leucémie chez un vieillard de 73 ans, et on l'a rencontré également chez des nourrissons.

On a accusé, mais sans bien grande précision, certaines causes générales d'affaiblissement de jouer le rôle de causes déterminantes. On a incriminé en particulier les chagrins, les émotions, le surmenage, les accouchements, un grand nombre de maladies infectieuses, telles que l'impaludisme, la syphilis, la fièvre typhoïde, certaines intoxications, et en première ligne l'alcoolisme.

On a également incriminé certaines causes locales, telles que les traumatismes au niveau de l'hypochondre gauche.

On a noté aussi l'influence de l'hérédité, on a vu par exemple, la leucémie se déclarer chez un enfant de 9 mois dont le père était diabétique et la mère rachitique, et on a cru pouvoir se baser sur ce fait pour envisager la leucémie comme ayant certains rapports avec les maladies par ralentissement de la nutrition.

La simultanéité de cas de leucémie survenant dans une même famille a également fait insister sur l'influence de cette hérédité ; Casali a observé un cas de leucémie myélogène chez une fillette de 10 ans dont le père et la grand'mère étaient atteints de la même maladie ; Bornier a vu deux sœurs, Eichhorst, un père et deux fils, succomber en même temps à la leucémie.

Obratzow a soutenu la possibilité de la contagion directe de la leucémie ; cependant les tentatives d'inoculation sont demeurées infructueuses jusqu'à ce jour. Différentes espèces animales, telles que le cheval, le bœuf, le porc, le chat, la souris, sont sujettes à la leucémie ; les conditions semblent donc favorables pour les recherches. Or, Mesler a vainement injecté du sang leucémique dans les veines d'un chien et d'un lapin, et les autres expériences ont également échoué.

Dans ces dernières années, on s'est occupé d'étudier la question de la leucémie et de rechercher la solution du problème dans la microbiologie.

Klebs, Mayet, Ostenvald ont rencontré des parasites dans le sang leucémique : Bonardi a rencontré le staphylococcus pyogenes aureus et albus chez deux malades atteints de leucémie splénique ; Helsch et Vaillard, dans un cas de leucémie myélogène, ont trouvé dans le sang pendant la vie, dans le sang et les tumeurs ganglionnaires après la mort, un bacille immobile pathogène pour la souris.

Hintze, en étudiant un cas de leucémie splénique survenu chez un jeune homme de 16 ans, et ayant entraîné la mort deux mois environ après le début des accidents, a constaté que déjà, pendant la vie, il existait dans le sang un très grand nombre de micro-organismes sous forme de cocci ; les uns apparaissaient comme des diplocoques, les autres comme des staphylocoques. Il les retrouva, après la mort, dans la plupart des organes. Les cultures démontrèrent qu'il s'agissait probablement d'un micro-organisme inconnu ; car, s'il avait morphologiquement l'aspect d'un streptocoque, l'apparence et l'évolution des cultures ressemblaient à celles du staphylocoque blanc. A la suite de ces découvertes, Hintze s'est demandé si ces micro-organismes étaient là à titre d'infection sura-joutée, ou bien, s'ils jouaient un rôle pathogène. Il a fait des expériences sur les animaux : deux de ces animaux sur six, ont succombé et ont présenté une leucocytose très prononcée et quelques lésions viscérales, mais ces faits ne sont pas suffisamment probants pour permettre de conclure définitivement.

D'autres auteurs ont poursuivi les mêmes recherches et sont arrivés également à cultiver des micro-organismes divers. C'est ainsi que Parvloski, dans 7 cas de leucémie, s'est trouvé en présence du même micro-organisme, de culture malaisée, et en a fait l'agent spécifique de l'affection.

Mannalorg a trouvé dans le corps des lymphocytes du sang des corpuscules incolores, doués de mouvements amiboïdes qu'il a considérés comme des hématozoaires pathogènes.

Lœwitt a également rencontré dans le sang des vaisseaux périphériques un hémomœbien leucocytaire qui se multiplie dans le sang par sporulation. Dans les organes hématopoiétiques de sujets morts de leucémie, il a pu démontrer la présence de spores. L'infection leucémique

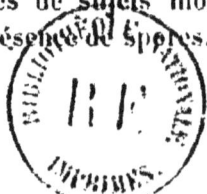

2

se transmettait à certains animaux sensibles, et il en résulterait une maladie très comparable à la leucémie de l'homme, ayant une évolution habituellement chronique. Les animaux meurent généralement après plusieurs mois, rarement en quelques jours. Dès le début, l'examen du sang montre une augmentation remarquable du nombre des leucocytes : plus tard, ce nombre s'accroît encore et leur forme se modifie. En recherchant les parasites dans le sang frais et non coloré, on les découvre constamment. L'infection leucémique serait transmissible par inoculation d'animal à animal ; la culture des hémomœbiens sur milieux artificiels n'a pu encore être obtenue.

Comme on le voit, cette étude de l'étiologie de la leucémie reste encore obscure, et on ne peut poser des conclusions définitives. Il est permis toutefois de supposer, en présence des allures et de l'évolution de la leucémie qui se présente avec tous les caractères d'une maladie infectieuse, que la véritable cause de la maladie est la présence dans le sang ou dans l'organisme d'un microbe spécial ou de divers parasites.

Quoi qu'il en soit, pour terminer cette étude, nous tenons à résumer un travail de la clinique chirurgicale d'Heidelberg (professeur Czerny) qui a trait à l'apparition dans une région restreinte d'une épidémie de leucémie myéloïde.

Depuis deux ans, on a soigné dans cette clinique trois cas de leucémie myéloïde typique, qui se sont produits dans une région très restreinte, entre Pforzheim et Wüklacker. Tous les trois ont eu de volumineuses tumeurs spléniques.

M. le Dr Ludovic Arnsperger, assistant de la clinique, a recherché si, dans cette région, il n'existait pas de cas récents de leucémie, et s'il n'y avait entre ces cas aucun rapport familial ou hygiénique ; il a pu retrouver deux malades dont il a examiné le sang, et il a obtenu des renseignements sur six autres.

Nous allons les décrire très rapidement :

1er cas. — J. St..., 26 ans, ouvrier bijoutier à Enzlorg, près de Pforzheim. Fièvre typhoïde à 6 ans ; pas d'autre maladie : en 1901, chute sur la tête ; hémorragie : perte de connaissance. Dix jours après, il a repris son travail. En avril 1902, début de la maladie actuelle par toux, éternuement, fatigue, anorexie, épistaxis intermittente on pose le diagnostic de tuberculose. En juin 1902, on constate une tumeur abdominale due à l'augmentation de volume de la rate ; il prend de l'arsenic en septembre 1902 à l'hôpital de Stuttgart et pendant tout l'hiver, la rate continue à augmenter.

Entré à la clinique le 14 juin 1903 : anémie : 75 °/₀ hémoglobine : 600 000 globules rouges ; 120 000 leucocytes, pas de ganglions tuméfiés ; tumeur splénique arrivant à la symphyse et à la fosse iliaque droite. A l'examen microscopique, on trouve des globules rouges à noyaux, et toutes les formes de leucocytes, surtout les neutrophiles, les mononucléaires et les éosinophiles.

Traitement par l'arsenic jusqu'au 29 juin 1903 ; il quitte l'hôpital et meurt chez lui; pendant les dernières semaines, épistaxis et hémorragies gingivales fréquentes et abondantes.

2me cas. — A. G..., 23 ans, commissaire à Ensberg. Toujours bien portant, pas de tare héréditaire. Depuis 3 mois fatigué, amaigri, ne peut plus travailler, appétit bon.

Entré le 23 juillet 1903. Grand, maigre, anémié, souffle

systolique à la pointe, pas de ganglions tuméfiés ; pas de
douleur à la pression sur les os ; tumeur splénique allant
à droite au delà de la ligne médiane, en bas à trois
travers de doigt au dessous de l'ombilic.

L'examen du sang montre une leucémie myéloïde
typique avec globules rouges isolés à noyaux éosinophiles
et neutrophiles mononucléaires très augmentés de nombre.

Le 29 juillet 1903, il vient dans le service du professeur
Czerny et y reste jusqu'au 31 août 1903 ; il en sort à cette
date. Le 3 octobre, il était encore vivant, mais très faible
et très maigre, avec épistaxis fréquentes. La rate descend
jusqu'au bassin.

3° cas. — S. B.., 15 ans, femme, à Niéfern, près
Pforzheim ; pas de tare héréditaire, toujours bien portante.
Depuis la fin décembre 1903, fortes ménorragies qui ne se
sont arrêtées qu'en mai 1904 après un curettage.

Depuis l'automne 1903, de temps en temps, douleurs
dans l'hypochondre gauche ; on fait un traitement arsénical ; en hiver pas d'aggravation.

Entre à l'hôpital le 30 juin 1904 : aspect anémié, pas de
ganglions tuméfiés, dilatation du cœur ; souffle systolique
fort, surtout à la pointe, pouls veineux : insuffisance
mitrale. Tumeur splénique volumineuse, s'étendant à
droite jusqu'à la ligne médiane, en bas jusqu'à 2 travers
de doigt au dessous de l'ombilic ; foie augmenté de
volume ; examen du sang : 55 à 60 % hémoglobine,
2 460 000 globules rouges ; 300 000 globules blancs.

Pas de globules rouges à noyaux ; beaucoup de mononucléaires neutrophiles, éosinophiles, peu de lymphocytes.

Le 6 juillet 1904, elle quitte l'hôpital et se traite par
l'arsenic et le fer. A la fin août, elle a pu reprendre son

travail, mais la tumeur splénique a augmenté : l'état général s'aggrave.

Le 21 octobre, on trouve 70 % hémoglobine, 3 400 000 globules rouges, 400000 leucocytes ; état général mauvais : traitement par la radiothérapie : amélioration.

4ᵐᵉ cas. — R. M..., 29 ans, bijoutier à Nufernp rès Pforzheim. Pas de tare héréditaire, bronchite suspecte dans l'hiver 1903. Amaigrissement, perte des forces. appétit bon ; anémie ; tumeur splénique arrivant à deux travers de doigt au dessous des côtes ; rien aux autres organes. Dans le sang, nombreux leucocytes ; peu de lymphocytes : globules rouges normaux. Rien aux poumons. A pris beaucoup d'arsenic.

Une sœur de ce malade est morte en 1896 de leucémie.

5ᵐᵉ cas. — Mlle Anna P..., 35 ans, de Pforzheim : mauvaise santé pendant l'enfance, maladie d'estomac ; grande anémie, plusieurs traitements sans résultats. La rate arrive à un travers de main au dessous des côtes ; rien aux autres organes : le sang présente un grand nombre de leucocytes (eosinophiles, neutrophiles, grands mono-nucléaires, peu de lymphocytes) globules rouges non modifiés.

6ᵉ cas. — Mme B..., 22 ans, à Etlengen, près Pforzheim. Il y a 6 ans, fièvre typhoïde : après, rate augmentée de volume : en 1900, maladie mortelle avec augmentation de la rate qui arrive à un travers de main au dessous des fausses côtes.

7ᵉ cas. — N. Z..., 11 ans, cultivateur à Etlengen, près Pforzheim, en traitement pour tumeur de la rate arrivant jusqu'à la symphyse : mort 2 ans après.

8ᵐᵉ cas. — S. H..., 17 ans, fille, à Wurm, près de Pforzheim ; grosse tumeur de la rate allant jusqu'à la fosse iliaque droite. Durée de la maladie : 3 à 4 ans.

9ᵐᵉ cas. — Fillette de 5 ans de Russelbronn, près Pforzheim. Toujours bien portante ; parents et sœurs en bonne santé. Accident de voiture en septembre 1899 ; l'examen médical montre une rupture de la rate avec un hématome s'accroissant rapidement. Tout s'arrange avec un traitement médical, la rate diminue de volume et l'anémie disparaît. Peu de temps après, est survenue une tumeur splénique qui a vite augmenté de volume et qui a pris un développement colossal. L'enfant est morte au milieu de mai 1900.

10ᵐᵉ cas. — R..., femme, d'Enzberg, près Pforzheim. En novembre 1899, grave fièvre typhoïde : la tumeur de la rate n'a jamais diminué ; elle est même arrivée jusqu'à la région inguinale. Mort en octobre 1900.

Ces derniers cas qui ne parlent que du volume de la rate, sans examen du sang, ne sont pas très probants, car l'hypertrophie de la rate se rencontre dans d'autres affections que la leucémie. Mais, pour les premiers, nous avons l'examen du sang qui fait poser le diagnostic de leucémie myéloïde.

Ce qui est à remarquer, et c'est pourquoi nous avons tenu à résumer ce travail, c'est que tous ces cas se sont produits dans une région très restreinte et à quelques mois d'intervalle. Faut-il incriminer l'usage d'une eau commune ou certaines conditions hygiéniques communes : on ne peut l'affirmer avec certitude.

Cependant ce fait de l'apparition de plusieurs cas de leu-cémie dans la même région semble prouver qu'il y a entre ces cas un lien au point de vue de l'étiologie et de la pathogénie, et il est très vraisemblable de penser qu'il s'agit d'un agent spécifique, cause de la maladie.

CHAPITRE III

ANATOMIE PATHOLOGIQUE

L'anatomie pathologique de la leucémie myélogène nous offre à étudier deux sortes de lésions : d'un côté, des altérations portant sur les éléments du sang ; de l'autre, des lésions de certains organes, tels que la rate, le foie, la moelle osseuse.

Nous allons étudier séparément ces deux sortes de lésions.

I. *Altérations du sang.* — Afin de faciliter cette étude, nous allons rapidement faire connaître la composition du sang à l'état normal :

1° A l'état normal, on compte en moyenne 8,000 globules blancs par millimètre cube de sang. Ces leucocytes sont groupés en six catégories. On distingue :

a) Les *lymphocytes* ou globulins, éléments de 6μ à 7μ5 de diamètre, privés de mouvements amiboïdes, composés d'un volumineux noyau qui remplit presque tout l'élément et qui est entouré d'une mince couche protoplasmique (25 %, chez l'adulte).

b) Les *mononucléaires*, de volume variable, dont le noyau, pauvre en chromatine, est entouré d'une couche plus ou moins considérable de protoplasma peu colorable par les couleurs basiques ; le sang normal en contient 1 %.

c) A côté de ces éléments, on trouve une *forme de passage* dans laquelle le noyau se déprime, se colore plus vivement ; le protoplasma tend à devenir neutrophile, sans présenter encore de granulations ; on en trouve 3 à 4 % dans le sang normal.

d) Les *leucocytes polynucléés à granulations neutrophiles*, éléments de 7 à 12 μ de diamètre, doués de mouvements amiboïdes, formés de protoplasma assez abondant qui contient des granulations neutrophiles et entoure un noyau unique plus ou moins régulièrement découpé, ou parfois des noyaux multiples ; ils proviennent pour la plupart de la moelle osseuse ; on en trouve de 70 à 72 % chez l'adulte.

e) Les *leucocytes polynucléés éosinophiles ou acidophiles*, possédant la contractilité amiboïde, ayant deux noyaux reliés par un filament chromatique, et se teintant faiblement par les colorants basiques ; ils sont entourés par un protoplasma contenant de grosses granulations réfringentes qui fixent puissamment les couleurs acides, surtout l'éosine. 1 à 2 % chez l'adulte.

f) Les *Mastzellen ou leucocytes à granulations basophiles*, possédant un noyau irrégulier ne se colorant pas généralement, sauf par le bleu de méthylène créosoté. Leur protoplasma renferme des grains irréguliers coccIFORMES ou en bâtonnets prenant les couleurs basiques. Ces cellules sont migratrices ; il n'y en a que fort peu dans le sang (0,50 %).

Les *globules rouges* ou hématies se rencontrent, dans le sang normal, au nombre de 5,000,000 par millimètre cube ; elles ont 6 à 9 μ de diamètre et se distinguent en petites (6µ5), moyennes (7µ5) et grandes (8µ5); il y a aussi de très rares éléments moins entre 3µ5 et 6µ ; leur aspect est régulièrement discoïde et biconcave ; leur valeur, en hémoglobine, est égale à l'unité dans les conditions normales.

Les *hématoblastes* sont, en moyenne, au nombre de 250,000 par millimètre cube chez l'adulte ; leur diamètre varie entre 2 à 5 µ.

2° A l'état pathologique, la forme, le nombre et la proportion de ces divers éléments sont profondément modifiés.

Dans la leucémie myélogène, comme d'ailleurs dans toutes les leucémies, le nombre des leucocytes augmente dans des proportions énormes et peut s'élever à 300,000 par millim. cube et au-delà ; et de plus, on rencontre dans le sang des leucocytes qui ne s'y trouvent pas à l'état normal.

On trouve d'abord une augmentation des formes normales de leucocytes ; les polynucléaires, les éosinophiles, les mononucléaires sont plus nombreux en circulation. On voit ensuite apparaître des cellules qui, à l'état normal, ne quittent pas la moelle des os. Ces cellules sont, d'une part :

Des *grandes myélocytes mononucléaires chargées de granulations éosinophiles* ;

D'autre part, des *myélocytes mononucléaires à granulations neutrophiles*.

Ces derniers éléments, qui se montrent parfois en grande abondance, sont dépourvus de mouvements amiboïdes énergiques lorsqu'on les étudie à l'aide de la platine chauffante.

On trouve aussi, dans tous les cas de leucémie d'origine médullaire, des *éosinophiles mononucléées*, identiques aux grosses cellules granuleuses, décrites par Müller, sous le nom de *mastzellen*.

En résumé, donc, ce qui caractérise la leucémie myélogène, c'est, en plus de l'augmentation des leucocytes normaux (polynucléés, mononucléés), l'apparition des formes qui restent à l'état normal dans la moelle osseuse : myélocytes neutrophiles et éosinophiles, mastzellen, etc.

De plus, les leucocytes présentent souvent des figures de kariokinèse. Si nous considérons les *globules rouges*, nous voyons que leur nombre diminue pendant que celui des leucocytes augmente ; on trouve alors seulement 3,000,000 par millimètre cube et le nombre peut même descendre au-dessous de 600,000. Les globules rouges sont déformés, inégaux, plus ou moins décolorés. Les formes naines prédominent d'abord, puis apparaissent les formes grandes et même les hématies géantes; on observe également des changements de forme.

On trouve aussi des globules rouges à noyau, analogues à ceux de l'embryon et à ceux de la moelle osseuse et de la rate. Leur diamètre est très variable ; il atteint parfois celui d'un globule rouge ordinaire (normoblaste) ; tantôt il est plus considérable et peut atteindre 14 à 16 μ (mégaloblaste). Forme arrondie ou ovoïde, protoplasma infiltré d'hémoglobine, homogène, moins coloré que celui des hématies normales ; noyau relativement volumineux, parfois 6 à 7 μ.

Les hématies nucléées peuvent atteindre, d'après Hayem, le nombre de 1,000 par millim. cube, et leur apparition peut être interprétée soit comme ressortissant à l'anémie concomitante, soit comme l'expression même de l'affection dans sa localisation médullaire (elle est, en effet, très rare dans la lymphocythémie).

Les hématoblastes augmentent de nombre, offrent des

dimensions très variables, paraissent être en voie d'évolution, et présentent en somme les mêmes modifications que dans certaines anémies. Enfin, la teneur en hémoglobine est toujours abaissée et peut parfois tomber au-dessous de 40 %. Par suite, et aussi par le fait de la présence d'un très grand nombre de leucocytes, la coloration normale rouge vermillon du sang s'atténue dans la leucémie et le sang présente des reflets plus ou moins blanchâtres, et parfois la teinte de la levure de bière.

Parmi les autres modifications portant sur le sang, on constate que la coagulabilité est retardée ; on note aussi, dans les préparations de sang desséché, la présence de cristaux de Charcot-Robin, des aiguilles de tyrosine, des cristaux de leucine.

Telles sont, en résumé, les principales altérations du sang dans les cas de leucémie myélogène ; nous allons maintenant décrire les lésions portant sur les organes.

II. *Lésions des organes.* — Dans la leucémie myélogène, les lésions peuvent porter sur un grand nombre d'organes ; mais elles se rencontrent constamment dans la rate et la moelle osseuse. On peut, d'ailleurs, résumer ces lésions en disant que la leucémie myélogène augmente les dimensions normales des organes qu'elle frappe, et transforme le tissu de ces organes en tissu myéloïde. Dans la moelle osseuse on remarque que les aréoles du tissu spongieux et les grandes cavités du tissu compact qui, à l'état normal, contiennent des éléments graisseux, renferment des éléments arrondis ayant le caractère de cellules embryonnaires leucocytiques ; la moelle prend une coloration grise, si ces cellules sont très nombreuses, ou rouge, si elles sont moins nombreuses et si les vaisseaux sont abondants. Le tissu de la moelle est constitué par une série de cordons réticulés ; on y trouve des amas de leucocytes séparés les uns des autres par de gros capillaires sanguins. Cette disposition rappelle tout à fait celle de la rate normale.

Si l'on examine la rate, on voit qu'en général tout le tissu lymphoïde a disparu et la tumeur n'est plus constituée que par la pulpe de l'organe démesurément hypertrophié, c'est-à-dire par les cordons de la pulpe, bourrés de leucocytes, séparés par des capillaires.

Les autres organes : foie, rein, poumons, subissent des modifications analogues, et, à la coupe, on rencontre des cordons de tissu réticulé, formés par des leucocytes. De plus des ruptures vasculaires se produisent facilement par suite de la distension considérable des vaisseaux sanguins, et donnent lieu à d'abondantes hémorragies qui, du reste, (nous le verrons dans l'étude clinique) se produisent assez souvent au niveau de la peau ou des muqueuses gingivales, nasales, etc. En résumé donc, ce qui caractérise la leucémie myélogène, au point de vue anatomo-pathologique, c'est, d'une part, l'augmentation considérable des leucocytes et la présence de formes anormales dans le sang ; d'autre part, la transformation du tissu des organes atteints en un réseau myéloïde.

Il nous resterait, pour terminer ce chapitre, à étudier la pathogénie de la leucémie myélogène ; mais cette sur-production de leucocytes n'a pas encore reçu d'explication satisfaisante.

Les uns voient dans cette affection un trouble de l'économie, accroissant d'une façon extraordinaire la *consommation* des leucocytes, et nécessitant, par suite, leur multiplication anormale. On peut également admettre l'intervention d'un *agent parasitaire*, comme le protozoaire décrit par Lœwitt.

Nous n'insisterons pas davantage sur cette pathogénie qui n'est pas encore établie, et nous allons passer à l'étude clinique de la leucémie myélogène.

CHAPITRE IV

ÉTUDE CLINIQUE

Le début de la leucémie myélogène est en général insidieux, et s'annonce par des phénomènes généraux très variés, qui indiquent une profonde anémie

Les malades sentent leurs forces diminuer; leur embonpoint et leur appétit disparaissent rapidement. leurs téguments pâlissent; ils éprouvent fréquemment une sensation de pesanteur dans l'hypochondre gauche: le ventre est ballonné, les membres inférieurs sont souvent œdématiés; le visage est légèrement bouffi, etc. On note fréquemment des épistaxis rebelles et des hémorragies gingivales; parfois, chez la femme, les règles se suppriment.

Bientôt le ventre augmente de plus en plus de volume; la gêne fonctionnelle s'accroît, la dyspnée apparaît, et le médecin est appelé à examiner la malade.

Il constate presque toujours dans l'hypochondre gauche une tumeur énorme qui présente tous les caractères d'une rate; son extrémité inférieure dépasse l'ombilic et arrive même jusqu'au niveau de l'épine iliaque ou de l'arcade crurale, son bord interne, tranchant, reconnaissable à ses incisures, dépasse la ligne médiane d'un ou de plusieurs travers de doigt.

Parfois, on constate aussi une hypertrophie plus ou moins considérable du foie qui est très nettement perceptible à la palpation, et dépasse d'un ou de plusieurs centimètres le rebord des fausses côtes.

Les ganglions ne sont presque jamais pris dans la leucémie myélogène, du moins au début ; car, à la fin de l'évolution, tous les organes lymphoïdes peuvent être atteints et on a alors le tableau d'une leucémie mixte.

L'atteinte de la moelle osseuse passe en général inaperçue pendant la vie ; on observe cependant des douleurs au niveau du trajet des os longs, surtout des deux fémurs ; le sternum est également douloureux à la pression.

Les hémorragies de la période du début peuvent persister et s'accroître ; le malade est pris d'épistaxis rebelles, d'hémorragies gingivales ou buccales qui contribuent à l'anémier davantage.

On observe aussi des ménorragies ou des métrorragies, de la rétinite et de la pleurésie hémorragiques ; les hémorragies vésicales et labyrinthiques sont plus rares ; celles-ci amènent comme conséquence de la surdité.

Du côté de l'état général et des autres appareils, nous notons tous les signes d'une anémie et d'une cachexie profondes : perte des forces, dyspnée au moindre effort, anorexie, souffle vasculaire, amaigrissement progressif, etc.

La fièvre survient au cours de la période d'état, mais sans présenter de type régulier ; cependant elle affecte le plus souvent le type intermittent.

Des modifications profondes se produisent du côté des urines ; elles sont très acides, renferment parfois des quantités énormes d'acide urique (4 à 5 gr. par jour au lieu de 0,50) qu'en dehors de ces véritables décharges d'acide urique, l'urine des leucémiques en contient environ 1 gr. à 1 gr. 50 par 24 heures. Les corps xanthiques sont également très augmentés. L'urée est en général diminuée ; la glycosurie n'existe pas ; l'albumine fait souvent son apparition, mais elle n'existe en général qu'à l'état de traces.

Enfin, l'examen du sang, qui devra toujours être fait, nous montrera l'augmentation du nombre des leucocytes, la présence de formes anormales, la diminution du chiffre des hématies, de la teneur en hémoglobine, etc.

L'évolution de la leucémie myélogène aboutit en quelques mois ou quelques années à la cachexie leucémique, caractérisée par tous les symptômes de l'anémie qui s'accentuent de plus en plus : amaigrissement, pâleur extrême, diarrhée, hémorragies profuses et généralisées, œdème, fièvre, etc.

Le malade succombe en général au progrès de cette cachexie et meurt dans l'épuisement et le marasme ; parfois il est emporté par une maladie intercurrente, la tuberculose le plus souvent.

La marche de cette affection s'effectue en quelques mois ou quelques années. On observe parfois des rémissions de durée variable pendant lesquelles le malade semble guéri : le chiffre des hématies s'élève, celui des leucocytes diminue ; les tumeurs de la rate ou du foie diminuent de volume, l'état général s'améliore. Mais ces rémissions ne sont que passagères, et presque toujours le malade succombe au cours d'une rechute.

Le diagnostic de la leucémie myélogène est toujours délicat au début, et l'examen du sang sera le plus souvent nécessaire pour conclure sûrement que l'on se trouve en présence de cette affection.

3

On éliminera d'abord les différentes sortes de *leucocytoses* symptomatiques qui ne présentent pas une aussi grande quantité de leucocytes, où les variétés anormales de leucocytes (myélocytes neutrophiles et éosinophiles, mastzellen, etc.) n'existent pas, ou les globules rouges ne diminuent pas dans des proportions aussi grandes.

Les troubles de l'état général, l'amaigrissement, etc., pourront faire penser à la *tuberculose*, mais l'examen du sang fera le diagnostic.

De même les *maladies hémorragiques* (purpura, scorbut, etc.) seront facilement différenciées de la leucémie myélogène.

C'est également l'examen du sang qui nous permettra de ranger l'affection dans le groupe de la leucémie myélogène et d'éliminer la lymphocythémie.

Par conséquent, chaque fois que l'on se trouvera en présence d'un malade atteint d'une anémie profonde avec hypertrophie de la rate, etc., il faudra pratiquer l'examen du sang qui, seul, nous permettra de poser un diagnostic sûr.

Nous ne parlerons pas longuement du *traitement* employé auparavant dans la leucémie myélogène et qui consistait dans l'administration d'arséniate de soude, de cacodylate, d'extrait de corps thyroïde, d'extrait de rate, de moelle osseuse pure.

Tous ces divers moyens thérapeutiques ont en général échoué ; dans de très rares cas, ils ont produit des rémissions passagères, mais le malade a toujours succombé dans la suite d'une récidive.

Par conséquent, ces divers médicaments sont encore insuffisants et peuvent seulement combattre l'anémie en favorisant la production des globules rouges ; à ce titre, ils nous semblent pouvoir être considérés et employés comme des adjuvants utiles du traitement radiothérapique.

Nous arrivons à la fin de cette étude d'ensemble de la leucémie myélogène, et nous allons étudier maintenant les observations que nous possédons sur les cas de leucémie myélogène, décrire la technique du traitement électrique et esposer les résultats.

CHAPITRE V

OBSERVATIONS

Dans ce chapitre, nous décrirons les observations que nous avons pu recueillir sur les cas de leucémie myélogène et nous les diviserons en deux groupes suivant qu'ils ont été traités par les agents médicamenteux, tels que la liqueur de Fowler, le cacodylate de soude, la moelle osseuse, etc., ou qu'ils ont été soumis au traitement radiothérapique.

I. — Cas non traités par la Radiothérapie

OBSERVATION PREMIÈRE

Clinique chirurgicale de l'Hôtel-Dieu d'Amiens (professeur Peugniez) (1)

Jeune fille, 17 ans, venue de médecine pour être opérée d'une volumineuse tumeur de la rate.

Antécédents personnels. — Née à Henilles ; a toujours habité la campagne ; jamais soumise à l'influence des miasmes paludiques. Toujours bien réglée depuis l'âge de 15 ans ; les dernières règles datent d'août 1892.

Antécédents héréditaires. — Père et mère encore vivants, en bonne santé ; frère de 12 ans et sœur de 3 ans sans histoire pathologique ; trois frères ou sœurs morts en bas âge.

_____

(1) Sur un cas de leucémie splénique (*Semaine médicale*, 1893, p. 421).

Début de la maladie actuelle. — Le début assez insidieux remonte à peu de temps Depuis six mois environ, l'appétit a diminué, les forces ont notablement baissé, amaigrissement.

Vers la fin septembre 1892, elle a ressenti, sans pouvoir en déterminer la cause, une douleur violente et subite dans le flanc gauche, avec irradiations à l'épaule. Après sept à huit jours, cette douleur s'est atténuée et a disparu, laissant simplement une sensation de tension dans la moitié gauche de l'abdomen.

A partir de cette époque, le ventre se mit à augmenter de volume, mais pas bien régulièrement ; d'après la malade, il y avait des périodes où l'accroissement se faisait avec rapidité ; il cessait ensuite pendant un temps plus ou moins long, pour reprendre en une nouvelle poussée.

En décembre 1892, accès de fièvre revenant tous les jours à la même heure, et se maintenant pendant deux ou trois heures, durant pendant deux mois environ et cédant à la quinine. Aucun habitant du pays n'a été atteint d'accidents analogues. A peu près à la même époque, elle saignait du nez presque tous les jours ; ces épistaxis, assez abondantes, persistent jusqu'en février 1903. Le ventre grossissant toujours et la cachexie faisant des progrès incessants, la malade entre à l'hôpital.

Etat actuel. — Malade petite, au teint pâle ; muqueuses décolorées, téguments d'aspect cireux ; elle mange peu et digère difficilement.

La palpation du ventre qui offre un volume anormal (79 centimètres de périmètre), révèle facilement l'existence d'une masse dure, à surface régulière, légèrement mobile, occupant la moitié gauche de l'abdomen. Supérieurement elle se cache sous l'hypochondre gauche, atteignant la limite inférieure du sein ; inférieurement elle va en s'effilant jusqu'à l'épine iliaque antéro-supérieure. On peut limiter en dedans par la palpation le bord de la tumeur, qui est irrégulier, festonné, presque tranchant. La matité est complète dans toute l'étendue de cette masse ; elle cesse en dehors au niveau d'une ligne verticale qui tomberait du sommet du creux axillaire.

Tout le flanc droit est occupé par la masse de l'intestin ; pas d'ascite. Le volume du foie n'est pas augmenté. Sonorité de la poitrine normale : pas de toux ni d'oppression. Rien au cœur.

Les reins sont à leur place, la miction a toujours été régulière ; l'urine varie entre 1,200 et 1,500 grammes ; pas d'albuminurie ; pas de sucre. Pas d'œdème des membres inférieurs, pas de circulation complémentaire abdominale. Nulle part ganglions augmentés de volume.

L'examen du sang, chez la malade, a donné par millimcube 2.690.000 globules rouges et 650.000 globules blancs (rapport 1 à 4).

La forme des hématies est altérée, la plupart sont nuclées, possédant parfois même deux noyaux. Parmi les leucocytes, ce sont les grands qui se sont multipliés actuellement on trouve surtout des leucocytes gros ayant 7 à 8 μ à un seul noyau, mais irrégulier, découpé, ou même à noyaux multiples: il y a aussi des leucocytes plus volumineux de 8 à 10 μ, doués aussi de mouvements amiboïdes, à noyau simple ou double. et renfermant des granulations réfringentes

Il s'agit ici d'un cas de leucémie splénique, car on ne trouve pas de ganglions hypertrophiés, les amygdales sont normales ; pas de troubles fonctionnels ni subjectifs dans l'intestin, ni dans la moelle des os; pas de tumeur de la peau.

Traitement par la liqueur de Fowler.

OBSERVATION II

Société d'anatomie et de physiologie de Bordeaux (15 février 1897) [1]

M. Carrière présente des pièces provenant d'une jeune fille de 19 ans, atteinte de leucémie splénique.

Le début remontait au mois de février 1896, époque à laquelle elle commença à souffrir du ventre. Les douleurs augmentèrent progressivement : l'état général devint rapidement mauvais, en même temps que le ventre augmentait de plus en plus de volume. En octobre, novembre, quelques épistaxis.

On sentait très nettement une volumineuse tumeur, occupant tout l'hypochondre gauche et la fosse iliaque ; c'était la rate dont on percevait les incisures. Pas d'adénopathie. Le foie était volumineux.

L'analyse du sang a donné 2.180.000 globules rouges, 241.800 globules blancs ; hématies nucléées ; gros lymphocites polynucléés, cellules éosinophiles et granulations éosinophiles

La cachexie alla en s'accroissant et la mort survint le 13 février 1897

A l'autopsie, épanchements hémorragiques dans les séreuses ; pleurésie exsudative à droite. Pas un seul tubercule dans les poumons. Le foie, très volumineux, pèse 3 kilos 200 : il est rosé et un peu mou. La rate pèse 2 kilos 50 gr , présente de la périsplénite ; consistance

_____

[1] Leucémie splénique avec autopsie. *Presse Médicale*, 27 février 1897, XCV

dure, coloration jambonnéé avec des plaques jaunâtres très dures séparées du parenchyme par une bordure hémorragique.

Rien à signaler du côté des autres organes ; micropolyadénopathie généralisée.

Observation III

Leucémie liéno-médullaire chez une fille de 8 ans.
(Cassel, *Berlin. Klin. Voch.*, 1898, 209.) (1)

Dans les antécédents, rougeole à 3 ans. A été amenée à la clinique pour des maux de tête et de ventre dont elle se plaignait depuis trois semaines.

L'examen a donné les résultats suivants :

Les ganglions sont à peine hypertrophiés dans les régions sous-maxillaire et inguinale seules; la rate occupe les deux tiers de l'abdomen ; le foie n'est pas hypertrophié, mais on peut sentir son bord antérieur. L'urine (450 grammes par jour) renferme une quantité notable d'urée (12 grammes) et d'acide urique (0,58)

Dans le sang, la proportion d'hémoglobine est diminuée de plus de moitié; les leucocytes, extrêmement nombreux, se trouvent à 1 pour 7 hématies. Les cellules médullaires forment 69,7 pour 100 du nombre total des leucocytes ; un grand nombre de grosses cellules mononucléaires renferment des granulations éosinophiles; les leucocytes polynucléaires avec granulations multiples sont en petit nombre:

(1) *Revue des maladies de l'enfance*, 1898, p. 166.

on trouve encore, par la méthode d'Ehrlich, un certain nombre de mastzellen.

L'état général de l'enfant n'est pas mauvais ; il se maintient tout au moins, grâce au traitement diététique et à l'arsenic.

OBSERVATION IV

Cas de leucémie myélogène (Bezançon et Weil) (1)

G..., 44 ans, journalière, entrée à l'hôpital de la Pitié le 14 décembre 1899.

Pas d'antécédents pathologiques héréditaires ou personnels, sauf en 1896, des hémorragies gingivales légères qui durèrent quelques mois.

Début de la maladie actuelle.— Début apparent remontant à juin 1899 ; les forces décroissent et elle est obligée de quitter ses occupations de ménagère ; depuis, la faiblesse, la pâleur, l'amaigrissement augmentent, les règles se suppriment, le ventre est tuméfié et la malade entre à l'hôpital.

État actuel.— Pâleur très marquée, muqueuses décolorées, visage légèrement bouffi, membres inférieurs œdématiés, ventre saillant, cicatrice ombilicale déplacée, circulation collatérale de la peau.

Au palper, tumeur lisse, superficielle, occupant la moitié gauche de l'abdomen, dure, présentant à son bord antérieur une encoche splénique. La tumeur se perd en

_____

(1) *Société médicale des hôpitaux* (Séance du 22 juin 1900), page 805.

haut sous les fausses côtes ; en bas elle descend jusqu'au ligament de Fallope ; le grand diamètre est de 28 centimètres.

Les ganglions n'ont pas augmenté apparemment, le foie ne déborde pas les fausses côtes, les amygdales ne sont pas hypertrophiées. Les gencives sont pâles, les dents légèrement déchaussées, appétit diminué, constipation. Deux mois avant l'entrée, diarrhée abondante, fétide.

Dyspnée au moindre effort, bien que l'appareil respiratoire semble normal. Souffle mésosystolique à la base.

Pas de douleurs aux os. Pas de sucre, ni d'albumine ; urée totale 12 gr. ; acide urique 0,49 ; traces d'indican et d'urobiline. N'a jamais eu de grandes hémorragies ; présente seulement, depuis deux jours, de légères épistaxis.

A la fin décembre, apparaissent des signes de bronchite diffuse avec prédominance aux sommets, qui font croire à une tuberculose concomitante. Les symptômes pulmonaires vont d'ailleurs en augmentant : dypsnée vive, fièvre continue ; la malade meurt le 18 janvier, sans qu'on ait pu constater de bacilles de Koch dans les crachats.

L'affection a évolué avec de la fièvre ; le soir, la température atteignait 39° à 40° ; elle était normale le matin.

Examen du sang le 24 décembre : 2 701 166 globules rouges, 155 000 leucocytes.

Le sang frais présente une coloration rouge presque normale, s'écoule facilement à la piqûre et s'arrête rapidement. La coagulation montre que les hématies s'empilent de façon assez régulière ; les globules blancs sont très nombreux : tailles très diverses : beaucoup sont remplis de granulations, hématoblastes volumineux, se réunissant par placards. Nombreux globules rouges à noyau.

A l'examen du sang coloré, on voit que parmi les globules rouges à noyau, quelques-uns sont en kario-kynèse : deux ou trois possèdent deux noyaux ; plusieurs expulsent leurs noyaux ; certains noyaux de normoblastes sont libres dans le sang : les globules rouges présentent de la poïkilocytose ; on a des globules sains et de grands globules, mais pas de globules géants.

Un tiers environ des globules blancs sont des leucocytes contenant des granulations neutrophiles, les uns sont des polynucléaires semblables à ceux du sang normal ; les autres, en grosse majorité, sont des mononucléaires ; il y a des formes de transition entre les mono et les poly. Les cellules à granulations éosinophiles sont relativement peu abondantes ; elles sont rarement à noyau polylobé comme dans le sang, mais bien à gros noyau clair, non découpé, comme dans la moelle osseuse ; certains leuco-cytes ont un noyau échancré qui constitue une forme de transition.

On ne constate pas de lymphocytes, mais des leucocytes mononucléaires sans granulations, de grande et de moyenne taille. Un tiers de leucocytes sont basophiles ; ce sont ceux qui, dans le sang, possèdent de grosses granulations rougeâtres Parmi eux, les uns ont des noyaux analogues aux polynucléaires neutrophiles, les autres aux mononucléaires ; il y a de nombreuses formes de transition.

Dans certains de ces leucocytes, les granulations colo-rées en rouge violet masquent complètement le noyau, comme dans les mastzellen du tissu conjonctif. En outre, nombreuses formes de régression ; grands leucocytes ne prenant pas les colorants et semblant avoir perdu leur noyau; leucocytes très volumineux à noyau unique, énorme, clair, à peine colorable.

En résumé, les leucocytes sont pour la plupart des formes jeunes telles qu'on les voit dans la moelle des os, des myélocytes éosinophiles ou neutrophiles, nombre considérable de mastzellen et de cellules rouges à noyau.

Le 27 décembre, on trouve 119.571 leucocytes; même caractère.

Le 2 janvier, la malade a commencé sa complication pulmonaire et est devenue fébrile. Le sang ne présente plus de globules rouges à noyau: 2.857.166 globules rouges; 6⁰ 515 globules blancs.

Le 5. — 2.738.339 globules rouges; 39.187 globules blancs; l'examen chromométrique révèle une anémie considérable.

Absence de globules rouges à noyau: formes mononucléaires, surtout mastzellen, moins nombreuses. Mononucléaires éosinophiles et polynucléaires basophiles assez rares, ce sont les polynucléaires neutrophiles qui sont en majorité comme dans le sang normal.

Le 9. 2.128.666 globules rouges; 31 397 globules blancs. Pas de globules rouges à noyau, surtout polynucléaires neutrophiles et mononucléaires sans granulations; mononucléaires en petit nombre; mononucléaires neutrophiles plus abondants.

Le 13.—2.371.500 globules rouges et 10.817 leucocytes. Pas de globules rouges à noyau; la plupart des leucocytes sont des mononucléaires et des polynucléaires neutrophiles; très rares basophiles, assez nombreux; mononucléaires géants et lymphocytes géants. A la suite de cette numération, on commence le traitement par le cacodylate: 0,01 le premier jour pour monter chaque jour de 0,01.

Le 16 janvier.—2.127.750 globules rouges et 35.509 leucocytes. Le matin, la malade a eu plusieurs épistaxis : le sang provenant de la piqûre ne s'arrêtait pas facilement.

Le 18 janvier. — Jour de la mort, 1.658.500 globules rouges et 46.500 leucocytes. Les globules rouges à noyau ont reparu ; les globules blancs ont les mêmes caractères que les jours précédents. Pas de résultats de l'ensemencement du sang sur sang gélosé.

Autopsie. - 1° Rate : Forme générale conservée ; pèse 2 k. 900, ferme, rouge sombre, couleur et consistance uniformes ; pas de nodules blanchâtres à la coupe ; capsule non épaissie ;

2° Foie : Poids 2 k. 350 ; jaunâtre ; en certains points, aspect du foie muscade. Pas de nodules apparents ;

3° Reins : 350 grammes ; blanchâtres ;

4° Pancréas : Rien ;

5° Ganglions du mésentère : Non augmentés de volume ;

6° Intestin : Normal ; pas de tumeurs lymphatiques ;

7° Cœur : 350 grammes ; cœur droit un peu dilaté, contenant du sang rosé ; parois flasques ;

8° Poumons : le droit est légèrement adhérent ; soudure des plèvres interlobaires ; au sommet, petit nodule calcifié. Le reste et le poumon gauche sont le siège de congestion et d'œdème ; par points, fines granulations blanchâtres ;

9° Les ganglions cervicaux, médiastinaux, axillaires, inguinaux, les amygdales palatines et linguales ne sont pas tuméfiées ;

10° Corps thyroïde plutôt petit ; on ne trouve point le thymus ;

11° La moelle osseuse de la clavicule n'est pas rouge ; celle du fémur est rouge clair (c'est-à-dire qu'elle est en pleine activité).

Un fragment de rate est inoculé dans le péritoine des

cobar᷈᷈ qui meurent tuberculeux quelques semaines plus
tard.

L'examen histologique des organes hématopoïétiques,
combiné à l'étude de frottis de ces organes, montre qu'il
n'existe dans aucun de ces organes de nodules leucémiques, des myélomes ; tout l'organe malade est pris en
bloc : il semble qu'au tissu de l'organe se soit substitué un
nouveau tissu : ce tissu est d'ailleurs le même dans la rate
que dans la moelle des os, et les coupes de ces viscères
pourraient être confondues.

Le tissu de la moelle est constitué par une série de cordons de tissu réticulé ; les amas de leucocytes sont séparés
les uns des autres par de gros capillaires sanguins ; cette
disposition rappelle tout-à-fait celle de la rate normale.

Dans la rate, profondes modifications ; toute sa partie
lymphoïde a disparu, et l'énorme tumeur n'est plus
constituée que par la pulpe de l'organe, démesurément
hypertrophiée, c'est-à-dire par les cordons de la pulpe,
bourrée de leucocytes, séparés par de gros capillaires
veineux.

Dans les organes, dans les cordons de tissu réticulé,
sont accumulées des formes cellulaires semblables, ou
analogues à celle du sang, c'est-à-dire des myélocytes
granuleux de toute sorte.

Dans les ganglions, il n'y a pas substitution complète
de tissu myéloïde ou tissu lymphoïde ; la plupart des
ganglions ont conservé leurs follicules et leurs voies
lymphatiques perméables ; mais on assiste déjà à l'apparition de myélocytes granuleux au milieu des cellules
lymphoïdes.

Dans le poumon véritables nodules secondaires, myélomes, constitués non seulement par une accumulation
de myélocytes granuleux, mais par un véritable tissu

myéloïde, c'est-à-dire par des cordons de tissu réticulé, bourrés de myélocytes séparés les uns des autres par de gros capillaires.

La maladie intercurrente occasionnant la mort a été la tuberculose, sous forme de granulie : la preuve est fournie par l'inoculation au cobaye.

Il faut donc à la fois une inoculation et une étude histologique pour le diagnostic de la leucémie.

OBSERVATION V

(Leucémie splénique à forme hémorragique Barié et Salmon) (1

C...., appareilleur, 35 ans, entre à l'hôpital Tenon en 1895; pas d'antécédents pathologiques.

Malade depuis six semaines, pâleur extrême, fatigue, troubles de la vue, épistaxis, diarrhée fréquente, oppression assez marquée.

Outre la pâleur de la peau et des muqueuses, l'examen dénote de l'œdème des membres inférieurs et un développement marqué de l'abdomen, dû non à l'ascite qui manque totalement, mais à la présence d'une énorme rate et d'un gros foie.

La première accuse 22 centimètres sur son grand diamètre, le second dépasse de 8 centimètres le rebord costal; il est lisse, dur, à peine douloureux à la pression. Pas d'adénopathie axillaire ou inguinale, cœur normal,

(1, Société Médicale des Hôpitaux, 21 février 1903, page 193.

quelques râles congestifs à la base des poumons, un peu d'albumine.

Examen du sang : très séreux et très pâle, globules rouges un peu inégaux et déformés, diminués de nombre 2.015.000, un globule blanc pour deux hématies. Ces leucocytes ont des dimensions très inégales ; à côté de petits leucocytes, il y en a d'énormes. On trouve :

a) Les globules volumineux, entourés d'un cercle clair, entièrement colorés à l'hématoxyline.

b) Des globules blancs à noyau très volumineux et fortement teinté par l'hématoxyline et contenant des granulations foncées fortement colorées par l'éosine (leucocytes éosinophiles d'Ehrlich).

c) Des globules avec deux noyaux, de forme variable (aspect en boudin ou en sablier, aspect en bissac).

d) Des globules moins volumineux, contenant un noyau unique, mince, allongé, contourné en S ou en fer à cheval.

e) Des globules de très petites dimensions, avec quatre noyaux ; ces noyaux figurent soit des boudins parallèles et étranglés en leur milieu, soit des virgules dont les pointes se touchent, indice d'une division récente.

Le malade a été traité comme leucémie aiguë et soumis, sans tarder, à une médication arsenicale.

Quelques jours après, on note des ecchymoses sous-cutanées aux membres supérieurs, sur les jambes et la paroi abdominale antérieure ; en même temps on note un peu au-dessous de l'angle inférieur de l'omoplate du côté droit une tumeur du volume d'une grosse noix, sans rougeur ni chaleur de la peau, indolore, non pulsatile, mais fluctuante. Le soir même, volume d'une mandarine ; le lendemain, plus grosse que le poing ; le 3e jour, celui de la tête d'un nouveau-né.

Les caractères de cette tumeur firent penser à une tumeur sanguine, un hématome à marche extrêmement rapide. La compression locale et les hémostatiques n'agissant pas, M. Gérard-Marchant ouvrit la poche et alla chercher la source de l'hémorragie. Elle renfermait 1 litre 300 grammes de sang pâle, très séreux, à peine coagulé en quelques points. On ne trouva pas le point de départ de l'hémorragie, et on bourra de gaze et on comprima.

Dès le soir, la tumeur apparaissait de nouveau, et le lendemain, elle avait pris un développement tel qu'elle dépassait d'un bon tiers son volume primitif; de plus, malgré les sutures très serrées, un suintement sanglant se faisait continuellement au niveau de la plaie.

Le malade ne tarda pas à s'affaiblir et mourut le lendemain dans le coma.

Autopsie. — Rate de 2 kilos 280, un peu molle, violacée et parsemée de petits infarctus grisâtres du volume d'un grain de riz. Le foie pèse 3 kilos 700 et présente à la coupe l'aspect graisseux très net. Pas d'infarctus. La vésicule est remplie de bile sans calculs. Les reins sont pâles, non granuleux et de volume normal.

Pas d'adénopathie mésentérique ou trachéo-bronchique. Le cœur pèse 380 grammes ; orifices et valvules normaux ; rien à l'aorte. On note un œdème très marqué au niveau des sillons interventriculaires : les artères coronaires sont gorgées de sang grisâtre.

Cette complication rare peut s'expliquer par l'altération profonde du sang, par son état séreux, et la faible tendance qu'il présentait à se transformer en caillots.

4

II. — Cas traités par la radiothérapie

OBSERVATION PREMIÈRE

Leucémie splénique traitée par la radiothérapie (Ch. Guilloz et L. Spillmann) [1]

Malade atteinte de leucémie splénique, chez qui tous les moyens thérapeutiques indiqués jusqu'à présent, y compris les injections arsenicales parenchymateuses, avaient été successivement employés sans résultats satisfaisants.

Jeune fille de 27 ans, entrée dans le service de M. P. Spillmann, présentant depuis deux ans des symptômes de leucémie splénique.

Anémie profonde avec souffle méso-cardiaque intense, rate débordant de cinq travers de doigt les fausses côtes, hémorragies sous-cutanées, épistaxis, amaigrissement considérable, entérite chronique. Dans ce cas particulier, la radiothérapie a porté exclusivement sur la région splénique. Les tubes utilisés ont été de divers modèles, en particulier des tubes à anticathodes de chrome platiné ; ils étaient en général puissamment alimentés par une bobine de 50 centimètres d'étincelle, avec interrupteur Wehnelt, fonctionnant sous un voltage de 80 à 110 volts,

(1) *Société de Biologie*, 10 mai 1904 (page 828)

On notait l'intensité du courant dans l'inducteur, la résistance équivalente du tube au spinctéromètre, et lorsque le tube était bien poussé, il acceptait en série, avec une soupape de Villard, une intensité de 2 à 3 Ma. Le sujet était placé à 30 ou 40 centimètres de l'anticathode, et la qualité des rayons définie par une radiographie du radiochromomètre de Benoist prise pendant l'application, dont la durée variait de 3 à 5 minutes, en général 5 minutes.

L'analyse du sang faite le 1ᵉʳ décembre, avant la radiothérapie, donnait 2,721,000 globules rouges et 11.200 leucocytes.

Quatre séances de radiothérapie (1ᵉʳ, 4.8.14 décembre). Dureté : 4 à 5 au radiochromomètre.

14 décembre. — 1,074,000 globules rouges et 8,400 globules blancs. Deux séances (17 et 19 décembre). Dureté : 6 à 7 au radiochromomètre.

19 décembre. — 1,181,000 globules rouges et 6,600 leucocytes.

Quatre séances (21, 23, 26, 28 décembre). — Dureté : 6 à 7.

29 décembre. — 1.300.000 globules rouges et 6.700 leucocytes. La rate ne déborde plus que de deux travers de doigt.

Cinq séances (31 déc., 2, 5, 7, 9 janvier). – Dureté : 6.

11 janvier. — 1.280.000 globules rouges et 4.600 leucocytes.

Six séances (12, 14, 16, 19, 21, 23 janvier). — Dureté : 4 et 5 ; durée moins prolongée, rayons moins intenses par suite d'une légère pigmentation de la peau, qui apparaît le 12 de janvier et met un mois à disparaître. Cessation jusqu'au 22 mars.

25 janvier. — 1.791.000 globules rouges et 5.600 leucocytes.

13 février. — 2.732.000 globules rouges et 6.300 leucocytes.

24. — 1.680.000 globules rouges et 11.600 leucocytes.

9 mars. — 1.772.000 globules rouges et 9.200 leucocytes.

Une séance de radiothérapie le 22 mars.

23 mars. — 1.320.000 globules rouges et 8.000 leucocytes.

Quatre séances (24, 26, 29 et 31 mars). — Dureté : 5 à 6; durée : 3 minutes; entre 2 et 3 Ma suspension jusqu'au 25 avril.

5 avril. — 2.388.000 globules rouges et 6.000 leucocytes.

23. — 2.500.000 globules rouges et 6.000 leucocytes.

Sept séances de radiothérapie (25, 28, 30 avril, 3, 5, 7 et 10 mai). Dureté : 7 ; 4 minutes.

10 mai. — 1.560.000 globules rouges et 4.400 leucocytes.

On voit qu'après chaque série d'application des rayons il y a des modifications caractérisées par la diminution des éléments globulaires, mais surtout des leucocytes. Il y eut cependant une fois augmentation des globules rouges pendant le traitement, tandis que les blancs diminuèrent. Les formules leucocytaires sont également modifiées.

Constamment en rapport avec la diminution des leucocytes, M. P. Spillmann observa une diminution de la rate et une amélioration de l'état général. Les épistaxis cessèrent dès les premières séances. Il y en eut cependant quelques-unes lors de l'interruption principale du traitement.

Il est donc possible d'agir sur les tissus profonds sans

qu'il se manifeste de lésions superficielles; on peut ainsi obtenir une action sur les organes hématopoiétiques et sur le sang qui s'est manifesté dans ce cas par une diminution des globules blancs.

En comparaison de l'état cachectique dans lequel la malade se trouvait il y a dix-huit mois, on peut dire qu'il s'est produit chez elle une véritable transformation.

OBSERVATION II

Leucémie myélogène (Aubertin et Beaujard. (1)

Malade de 60 ans, atteint de leucémie myélogène typique à forme splénique pure, dont les premiers symptômes remontent à 9 mois. La rate remplit toute la partie gauche de l'abdomen, arrive presque au pubis et dépasse la ligne médiane. Le foie est gros; il n'y a pas de ganglions.

Anémie d'intensité moyenne : 2.500.000 à 3.500.000 globules rouges : 99.600 leucocytes en février 1901 ; ce dernier chiffre s'est élevé régulièrement et progressivement et a atteint 124.000 au début d'avril. La formule leucocytaire est la classique de la leucémie myélogène et n'a pas subi de variations notables.

L'arsenic et l'opothérapie splénique ont eu quelque influence sur l'état général et ont fait remonter un peu le chiffre des globules rouges, mais ont été absolument sans influence sur le chiffre des leucocytes, qui a continué d'augmenter régulièrement.

_____

(1) *Presse Médicale*, 20 août 1901

Le 20 avril, on commence la radiothérapie. Séance hebdomadaire de 18 minutes sur la région splénique, en avant et arrière ; rayon n° 6 (radiochromomètre de Benoist) ; distance de l'anticathode : 25 centimètres ; 5 H. (chromoradiomètre d'Holzlonecht). Le malade a donc reçu en 6 séances la quantité très élevée de 30 H. qui a d'ailleurs fini par provoquer une forte rachiodermie. Sous l'influence de ce traitement, le nombre des globules blancs est tombé, en 6 semaines de 121.000 à 52.000 et l'état général s'améliorait considérablement.

Voyons comment s'est produite cette diminution des leucocytes :

Quelques jours avant la première séance, les leucocytes étaient au nombre de 121.000.

Huit jours après, c'est-à-dire immédiatement avant la 2ᵉ séance, 102.000 leucocytes.

Un examen fait 3/4 d'heure après la fin de cette deuxième séance donne 131.000 (donc augmentation presque immédiate de 30.000).

Huit jours plus tard, le chiffre avait baissé de nouveau à 108.000.

Huit jours après la 3ᵉ séance, 79.000.

On examina le sang toutes les deux heures après la fin de la quatrième séance et on trouva :

Avant la séance : 79.200 leucocytes ; à midi (1/4 d'heure après la séance), 71.400 ; à 2 heures, 90.000 ; à 4 heures, 91.000 ; à 6 heures, 105.000.

Le lendemain, le chiffre des leucocytes, vérifié plusieurs fois, avait presque doublé et s'élevait à 191.000.

Le lendemain il était tombé à 88.300 pour continuer à baisser encore les jours suivants : 73.000, 81.000, 61.000.

A la suite des autres séances, les modifications immédiates ont été moins nettes sans doute, parce que moins intenses et plus tardives. C'est ainsi qu'après la sixième séance, le nombre des leucocytes de 64.000 n'est monté qu'à 76.000.

Ces modifications ne tiennent pas à une concentration ou à une dilution du sang, car le nombre des globules rouges recherché en même temps n'a pas varié parallèlement à celui des leucocytes et a même donné, à certains moments, des résultats absolument inverses. Elles sont indépendantes de la leucocytose digestive et sont beaucoup plus marquées que les variations spontanées du chiffre des globules blancs qu'on peut noter chez les leucémiques.

En somme, après chaque séance, le chiffre des leucocytes a monté pour baisser ensuite progressivement et arriver chaque fois à un taux inférieur au taux primitif. On est arrivé au taux de 52.800.

Si nous examinons les modifications de la formule leucocytaire, on voit que l'augmentation, parfois énorme, est due, non aux myélocytes, mais surtout aux polynucléaires adultes.

Ainsi, le sang qui, avant le traitement radiothérapique, comptait, sur 112.000 leucocytes, 31 pour 100 de polynucléaires, 65 pour 100 de myélocytes et 0,6 pour 100 de lymphocytes et mononucléaires, dites lymphogènes, présentait, le lendemain de la 2e séance, sur le chiffre total de 192,010 leucocytes, 52 pour 100 de polynucléaires, 47 pour 100 de myélocytes et 0,3 pour 100 de lymphocytes.

Le surlendemain, 73,000 leucocytes ; la formule était à peu près revenue aux chiffres primitifs.

La leucocytose consécutive à la séance de radiothérapie est donc constituée surtout par une augmentation absolue de polynucléaires dans le sang circulant.

Les globules rouges à noyau n'étaient pas sensiblement influencés par la radiothérapie.

Quant aux globules rouges, après chaque séance, il y
avait une augmentation de nombre parfois considérable
jusqu'à 1 million.

Malgré toutes ces modifications si nettes du côté du
sang et une amélioration très considérable de l'état général, on n'a pas vu encore de diminution très appréciable
du volume de la rate. Cependant, d'après le malade, qui
n'est pas hospitalisé, la rate diminuerait très nettement
dans les deux ou trois jours qui suivent la séance et
reprendrait son volume les jours suivants, mais ce fait n'a
pas été contrôlé.

OBSERVATION III

Leucémie myélogène (Grawitz) [1]

M. Grawitz montre à la Société de médecine berlinoise
(23 novembre 1901) des préparations de sang d'un malade
atteint de leucémie très grave (1,000,000 de globules
rouges contre 1,250,000 leucocytes) et qui était entré
dans un état absolument désespéré.

L'emploi de la radiothérapie (23 séances en un mois)
fut suivi d'un résultat très frappant, tant au point de vue
du relèvement de l'état général, que du changement survenu dans la composition du sang : diminution des globules blancs, augmentation considérable des globules
rouges, foie et rate très notablement diminués.

---

(1) *Presse médicale*, 17 décembre 1901

OBSERVATION IV

Clinique médicale de Munich (professeur Friedrich Müller ; observation
de Arich Meyer et Otto Eisenreich) [1]

E. Karl, 31 ans, mécanicien, entré le 17 mai 1901.

A eu, étant enfant, la fièvre typhoïde ; à 10 ans la
diphtérie ; n'a pas fait le service militaire à cause de la
myopie, et a été soigné il y a deux ans, pendant quatre
semaines, pour une maladie de cœur ; ensuite il s'est fait
soigner pour hémorragies buccales et gingivales ; fièvre
et douleurs un peu partout. On parla alors d'une intoxica-
tion par le plomb (?)

Depuis un an, le malade est fatigué, pâle, et a maigri.
De temps en temps il avait de la fièvre, il toussait, il
vomissait. Il alla trouver un médecin (le docteur Ratgens-
tein) et celui-ci fit le diagnostic de leucémie et l'envoya à
l'hôpital.

Etat actuel le 17 mai 1901. Homme pâle, chétif ; pas
de liseré aux gencives ; larynx et bouche indemnes. Pas
d'inflammation notable des ganglions, sauf deux ganglions
sous l'aisselle, du volume d'un petit pois, et des petits
ganglions fémoraux et inguinaux.

A l'examen du thorax, on trouve un souffle systolique
à la mitrale et des petits frottements isolés à la partie

(1) Munschener Medizinische Vochenschrift, janvier 1905. Cette
observation et les suivantes ont été traduites de l'allemand par
M. Léopold Goldenberg, étudiant en médecine, à qui je renouvelle
ici mes sincères remerciements.

inférieure du poumon. La cavité thoracique était, à gauche, augmentée de volume ; l'abdomen était très volumineux et ballonné ; la circonférence de l'abdomen, au-dessus de l'ombilic, était de 87 centimètres.

La rate était tuméfiée, remplissant toute la partie gauche de l'abdomen et s'étendant à droite jusqu'à deux doigts au-delà de la ligne blanche et quatre doigts au-dessus de la symphyse.

Le foie s'étendait au-dessus de l'ombilic du côté de la ligne médiane, et du côté de la ligne mammaire jusqu'à deux travers de doigt au-dessous du rebord des fausses côtes. Le sang, dilué avec de l'eau distillée, donnait par addition de la teinture de gaïac, une coloration intense bleue. On trouvait : 72 0/0 d'hémoglobine, 169.000 globules rouges et 112.000 leucocytes. La forme des globules rouges était normale, mais quelques-uns avaient des noyaux.

Le rapport des globules blancs l'un à l'autre était le suivant :

Polynucléaires neutrophiles. .	61 0/0 =	90.880
Gros mono avec formations transitoires.	1 0/0 =	5.680
Éosinophiles poly et mono. . .	5 0/0 =	7.100
Lymphocytes. . . . . ;	7 0/0 =	9.910
Neutrophiles myélocytes. . . .	20 0/0 =	28.400

On trouva quelques cellules géantes osseuses et pas de lymphocytes très volumineux. La température oscilla aux environs de 38°.

On commença de suite la radiothérapie suivant la technique du docteur Winckler, assistant du professeur Rudel. Le malade resta à l'hôpital jusqu'au 22 août 1901.

Jusqu'au 11 octobre, il ne pouvait pas encore travailler ; depuis, il a repris son travail.

Au commencement de novembre, il a subi des applications radiothérapiques de 8 à 10 minutes de durée tous les jours dans la région de la rate et sur plusieurs os, et il a eu à plusieurs reprises de la radiodermite. Déjà, vers la fin mai, le malade sentait son ventre plus léger ; peu après, les forces revinrent, la température était normale et il a pu de suite se lever.

Au commencement juin, la rate avait diminué de volume et la circonférence du ventre était de 84 centimètres au lieu de 87.

Au milieu de juin, la matité hépatique n'arrive qu'à un travers de doigt au-dessous des fausses côtes : plus tard, le foie et la rate diminuèrent peu à peu de volume et. aujourd'hui 17 décembre 1901, on trouve la limite du foie normale au niveau du rebord costal ; la matité de la rate ne dépasse que très peu le rebord gauche des côtes, à 12 centimètres de largeur, et à la respiration, elle est notablement palpable.

Le ventre diminua de volume; on trouva un tympanisme normal. L'examen du sang montra une augmentation du nombre des hématies, qui atteignirent bientôt la normale. Le nombre des globules rouges augmenta plus que celui de l'hémoglobine. Mi-septembre, par exemple, l'hémoglobine était à 80 pour 100 et le nombre des globules rouges était de 5 200.000.

Le nombre des globules blancs était le suivant :

Dates	Après un trait. s'élevant à :	Il y avait dans le sang
25 mai 1901	60 minutes	165.000 leucocytes
3 juin 1901	150	133.000
7 juin 1904	160	137.000

Dates	Après un trait. s'élevant à :	Il y avait dans le sang
22 juin 1901	210	95.500
30 juin 1901	250	50.000
5 juillet 1901	270	40.000
22 juillet 1901	328	11.140
1 août 1901	388	53.950
9 août 1901	436	15.800
17 août 1901	481	27.000
20 août 1901	500	18.800
25 août 1901	508	20.000
1 septembre 1901	532	16.800
7 septembre 1901	558	9.200
15 septembre 1901	582	6.100
23 septembre 1901	606	11 500
14 octobre 1901	638	14.600
5 novembre 1901	678	19.400

En novembre et en décembre, le chiffre des leucocytes oscilla entre 20 et 26,000, et le 17 décembre il était à 22,000.

On voit donc que le nombre des leucocytes a beaucoup diminué, mais qu'au commencement, il y a eu de grandes oscillations. C'est surtout au commencement septembre qu'après une durée de traitement s'élevant à plus de 500 minutes (et après que le foie et la rate étaient déjà diminués de volume) que les leucocytes n'ont pas dépassé de beaucoup la normale. Voici le tableau suivant qui montre le nombre de chaque forme de leucocytes au cours de divers examens :

	Dans le sang normal	Avant traitem. mai 1884	1er juin	1er juillet	22 juillet
Poly neutrophiles	71 % = 5.680	64 % = 90.880	83 % = 110.790	87 % = 35.535	83 % = 9.268
Gros mono et formes de transition	3 = 240	4 = 5.680	3 = 3.990	3,7 = 1.495	5 = 546
Éosinophiles	3 = 240	5 = 7.100	4 = 5.320	3 = 1.218	2 = 231
Lymphocytes	23 = 18.40	7 = 9.940	3 = 3.990	1,8 = 731	5 = 546
Mastzellen	= 0	20 = 28.400	7 = 9.310	1,5 = 1.611	5 = 546
Total	8.000	142.000	133.000	40.593	11.140

	1er août	14 août	1er septembre	1er décembre
Poly neutrophiles	53 % = 29.200	65 % = 12.220	81 % = 7.452	81 % = 17.820
Gros mono et formes de transition	20 = 11.000	18 = 3.384	8 = 736	5 = 1.100
Éosinophiles	6 = 3.300	3 = 564	4 = 368	4 = 880
Lymphocytes	10 = 5.500	12 = 2.256	6 = 552	10 = 2.200
Mastzellen	9 = 4.950	2 = 376	1 = 92	
Total	53.950	18.800	9.200	22.000

De ce tableau, il résulte que, jusqu'à juin, il n'y a presque pas eu de changement dans le nombre des leucocytes: de 142,000 ils sont passés à 133,000, mais il y a eu changement dans le rapport des formes de leucocytes ; les myélocytes neutrophiles ont passé de 28.400 à 9,310. Dans les derniers temps, ces cellules sont presque arrivées au chiffre normal.

Observation V

Clinique médicale de Munich .Professeur, Friedrich Muller ; observation de Arieh Meyer et Otto Eisenreich

Anna S..., 21 ans. Père goutteux ; pas de maladies de sang dans la famille.

Premier séjour à l'hôpital du 7 mars 1904 jusqu'au 26 mars 1904.

Auparavant et surtout pendant l'enfance, bonne santé habituelle. Depuis cinq ans environ, elle est essoufflée surtout quand elle monte un escalier.

A 21 ans, elle a remarqué que son abdomen augmentait de volume et se plaignait d'un point de côté douloureux à gauche. Elle a pu continuer son travail (fille de brasserie) jusqu'au mois d'août 1903; son abdomen grossissait toujours; les os augmentèrent de volume; l'essoufflement s'accrut aussi et ne disparut même pas malgré le séjour au lit. Sueurs abondantes la nuit, maux de tête, toux de temps en temps, vertiges.

Etat actuel en mars 1904. Taille moyenne, pâle, chétive, muqueuses décolorées, organes de la tête normaux, cœur normal, bord inférieur du poumon gauche au niveau de la 8° côte; aux lobes inférieurs des deux poumons frottements isolés. Abdomen très ballonné; rate s'étendant à droite jusqu'à la ligne médiane, et en bas jusqu'à la symphyse; le foie descend en bas à l'ombilic; rate un peu douloureuse à la palpation.

Le sang était clair et pâle ; 40,5 °/. d'hémoglobines; 2.860.000 globules rouges, et 410.000 globules blancs.

La malade, très essoufflée, s'est toujours plainte de douleurs abdominales. Malgré un traitement par l'arsenic et le fer, les leucocytes montèrent à 755.000, et le chiffre de l'hémoglobine descendit à 32,4 %.

Lors de l'entrée à l'hôpital, le rapport des diverses formes de leucocytes était :

Polynucléaires neutrophiles . . .	80,0	= 495.000
Gros mononucléaires et formes de transition.	3	= 123.000
Eosinophiles	1	= 161.080
Lymphocytes	2	= 8.200
Myélocyte neutrophile	13	= 176.300

Les globules rouges montrèrent une grande poïkilocytose et polychromatophilie ; il y avait des mégaloblastes isolés.

Pendant le séjour à l'hôpital, il n'y a pas eu d'amélioration, au contraire, la malade est restée longtemps malade, bien qu'elle prît de l'arsenic.

Le 23 juillet 1904, elle entre de nouveau à l'hôpital et est soumise aux rayons Rœntgen. Avant la radiothérapie, son sang contenait 461.000 leucocytes, 45 0/0 d'hémoglobine et 3.360.000 globules rouges. Parmi les globules blancs on trouvait :

Polynucléaires neutrophiles . . .	71,5 0/0	= 291.865
Gros mono et formes de transition	4,3	= 17.673
Eosinophiles.	1,7	= 6.987
Lymphocytes	1	= 4.110
Myélocytes neutrophiles. . . .	21,5	= 88.365

Dates	Après des séances s'élevant à :		Il y avait	
Le 16 août . . .	112 minutes		420.000	leucocytes.
22 août . . .	152	—	370.000	—
29 août . . .	192	—	230.000	—
13 septembre.	232	—	200.000	—
22 septembre.	296	—	300.000	—
6 octobre . .	392	—	250.000	—
15 octobre . .	448	—	195.000	—
2 novembre .	536	—	149.000	—

Après 536 minutes de traitement radiothérapique, les leucocytes ont donc diminué de 411.000 à 149.000. Plus tard, on n'a plus suivi la malade qui, après sa sortie de l'hôpital, a pu reprendre son travail.

Aujourd'hui, 17 décembre 1904, sa santé est bonne.

Dans ce cas, le foie n'a diminué que très peu de volume, la rate presque pas ; cependant elle était plus mobile et probablement diminuée dans le sens du diamètre antéro-postérieur.

Le premier symptôme a été ici aussi l'amélioration de l'état général.

Jusqu'au 2 novembre, le nombre des globules rouges et le pourcentage de l'hémoglobine ont augmenté. Quand la malade a quitté le service, le diagnostic de leucémie était encore facile à poser. La rate était toujours augmentée de volume ; le tableau du sang était encore leucémique (le sang a encore donné la gaïac-réaction). Le rapport des globules blancs entre eux était :

	29 août		13 septembre		15 octobre	
Polynucléaires neutrophiles . . .	45°/₀	= 103.500	33°/₀	= 66.000	71°/₀	= 111.300
Gros mono et formes de transition.	7	= 16.100	29	= 58.000	2	= 3.900
Éosinophiles	6	= 13.800	3	= 6.000	1	= 1.950
Lymphocytes	2	= 4.600	2	= 4.000	2	= 3.900
Myélocytes neutrophiles	4	= 92.000	33	= 66.000	21	= 40.950
		Total : 230.000		Total : 200.000		Total : 195.000

— 68 —

OBSERVATION VI

Clinique chirurgicale de Marbuig, professeur Rüster
observation du docteur Wendel, Privat-docent

Elisabeth P..., 42 ans.

Antécédents héréditaires excellents.

Antécédents personnels. — Rougeole : mariée depuis 19 ans ; avortement en septembre 1903.

Depuis 3 ans sensation pénible de pesanteur du côté gauche, surtout après les repas ; pendant le travail et surtout lorsqu'elle se penchait, elle avait des points douloureux ; le décubitus latéral gauche était aussi impossible à cause de la douleur. Depuis un an elle a remarqué une tuméfaction à gauche dans le ventre, qui depuis a toujours augmenté de volume. Diminution des forces ; teint pâle, jaunâtre. Après l'avortement les forces ont diminué encore plus et la malade ne pouvait plus se lever et gardait le lit ou la chaise longue.

Grande, maigre, peu musclée et peu adipeuse, peu de force ; la promenade dans sa chambre la fatigue ; peau et muqueuses très pâles.

L'examen du thorax ne révèle rien de pathologique ; l'abdomen est distendu par une tumeur s'étendant à gauche du haut en bas et à droite du rebord des fausses-côtes jusqu'au bas-ventre.

La matité de la tumeur s'étend jusqu'à l'endroit où se trouve la matité normale de la rate (elle fait donc corps avec elle) ; la tumeur est longue de 45 centimètres et pré-

5

sente 28 centimètres dans son autre diamètre. La tumeur est un peu mobile, pas douloureuse et de consistance dure. Le bord antérieur est palpable ; on peut le contourner avec la main.

Rien dans les urines ; pas de ganglions très appréciables ; pas de sensibilité à la pression au niveau du sternum du tibia.

L'examen du sang montre une grande augmentation de leucocytes (56.000 de gros leucocytes, mononucléaires, polynucléaires, éosinophiles, cellules myéloïdes); le rapport des globules blancs aux globules rouges est de 1 à 37 ; les globules rouges sont au nombre de 1.800.000.

La radiographie a été commencée avec des tubes assez durs qui ont déjà été employés, mais qui donnaient encore de bons résultats à l'examen de la fluorescence ; on employait presque exclusivement les tubes Vellohn ; l'inducteur a 50 centimètres de longueur d'étincelle ; le nombre des interruptions était à peu près de 1.200 par minute. Le courant était tellement fort que le tube brillait très clair, mais, en l'absence du chromoradiomètre, on n'a pu le doser.

L'anticathode était placée à une distance de 20 à 25 centimètres du corps ; séances de 5 à 15 minutes. Au commencement du traitement, la rate et les régions voisines étaient couvertes avec des plaques de plomb ; après 21 jours de traitement, on n'a pas vu les leucocytes diminuer, mais la tumeur de la rate était plus petite, et l'état général s'améliora.

Le 10 août 1904, on commença à rayonner le sternum, parce qu'il y avait de la pigmentation au niveau du ventre ; les leucocytes diminuèrent et les globules rouges augmentèrent. Le 20 août, il y avait 36.000 leucocytes, la rate diminua progressivement. Du 21 au 27 août, repos à cause des érythèmes

Le 28 août, la malade revient comme ambulante. Le 3 septembre, on trouve 16 000 leucocytes, les globules rouges s'élèvent à 2 600 000 ; la rate diminue : son bord antérieur se trouve à une largeur de main à gauche de l'ombilic ; son point le plus bas arrive à la hauteur de l'épine iliaque antérieure et supérieure. La rate, qui avait au début 45 cent. de long, n'en avait maintenant que 15.

La malade allant mieux, elle espaça son traitement, et le cessa complètement à la fin septembre.

Le 20 décembre 1901, les leucocytes augmentèrent (4600) ; les globules rouges s'élevèrent à 2 500 000 ; la rate était de nouveau augmentée de volume ; elle dépassait de 20 centimètres le rebord des côtes, et la malade accusa de nouveau des douleurs ; elle a recommencé ses séances.

OBSERVATION VII

Clinique médicale de Giessen (Professeur Riegel.
observation du docteur Schieffer

Jeune homme de 14 ans, pâle, faible, malade depuis cinq semaines. Entré le 1 septembre 1901, hémorragies, diarrhée, pas d'appétit, légère inflammation des ganglions du cou et de l'aine ; foie hypertrophié (le bord supérieur va de la sixième côte jusqu'à deux travers de doigt au dessous du rebord des côtes) ; la rate s'étend à deux travers de doigts de la ligne médiane, et en bas à trois travers de doigts au dessus de la symphyse. Diamètre

longitudinal 25 centimètres ; diamètre transversal :
13 centimètres. 3.850.000 globules rouges ; 210.000 leucocytes ; 45 $_0$/° hémoglobine. Température 38° 2.

Comme traitement, on prescrit dès injections d'arsenic
(du 8 au 24 septembre), mais aggravation de l'état général,
diminution des forces, dyspnée, hémorragies plus fréquentes ; sédiments d'urée dans l'urine.

Le 29 septembre, on commence les séances de radiothérapie ; le tableau suivant nous montre les résultats :

Dates	Globules rouges	Leucocytes	Hémoglobine
2 septembre 1904	3.115.000	150.000	80 0/0
19 septembre . .	3.250.000	92.000	
23 septembre . .	3.425.000	64.000	
10 octobre . . .	3.675.000	46.000	
21 octobre . . .	4.800.000	50.500	80 0/0
31 octobre . . .	5.400.000	53.000	
10 novembre . .	5.850.000	65.000	85 0/0
17 novembre . .	6.100.000	95.000	95 0/0
21 novembre . .	»	13.000	
28 décembre . .	5.900.000	33.750	100 0/0

Le 19 octobre, après 17 séances, le malade présente
élévation de température avec palpitations, douleurs à la
région de la rate.

Du 2 au 6 novembre, on a dû interrompre le traitement à cause de la radiodermite : amélioration notable.
Le 4 décembre, le malade quitte l'hôpital.

Le malade a alors (après 36 séances) les joues pleines :
sa figure est bien colorée ; l'état général est bon : la rate
est palpable à trois travers de doigt au dessous du rebord
des fausses côtes gauches et à deux travers de doigt
au-delà de la ligne médiane. Le foie arrive au rebord des

fausses-côtes ; l'urine est claire. Augmentation de poids :
3 kilos 500. Température normale. L'examen du sang
montre 5.800.000 globules rouges ; 12.500 leucocytes et
98 0/0 d'hémoglobine. Le malade continue le traitement
radiothérapique une fois par semaine.

Le 10 janvier 1905, état général excellent, poids du
corps encore augmenté, la rate diminuée ; l'état du sang
n'a pas changé.

OBSERVATION VIII

(Clinique médicale de Giessen)

Homme 35 ans, malade depuis l'hiver 1903. Présente,
le 6 juillet 1901, de l'œdème des deux jambes ; pas d'appétit, faiblesse, douleurs lancinantes dans le ventre, qui
est ballonné. Dilatation du cœur droit ; souffle systolique
à la pointe.

Le foie est à trois travers de doigt au-dessous du rebord
des fausses côtes droites ; la rate arrive jusqu'à deux
travers de doigt au-dessus de la symphyse ; le diamètre
longitudinal a 18 centimètres et le diamètre transversal
39. Dans le sang : 3.500.000 globules rouges et 285.000
leucocytes, 96 0/0 d'hémoglobine.

L'arsenic et le fer ne donnent aucun résultat : on commence le 1er septembre 45 séances, interrompues une fois
pendant 7 jours et une fois pendant 21 jours à cause de
la radiodermite ; le malade sort le 16 décembre 1901.
(Voir, à la fin de la thèse, la courbe 1).

Il est bien portant, a augmenté de 13 kilos : 5.000.000

de globules rouges, 22.000 leucocytes, 100 0/0 hémoglobine. La rate arrive à deux travers de doigt au-dessous du rebord des fausses côtes ; l'urine, qui était avant le traitement, chargée en urates, est redevenue claire. Température normale ; cœur normal. Le 10 janvier 1905, le malade a encore augmenté de poids ; la rate est à un travers de doigt au dessous du rebord des fausses côtes : état général excellent ; 15.000 leucocytes.

Observation IX

(Clinique médicale de Giessen)

Malade âgé de 24 ans ; ne reste à l'hôpital que du 14 novembre au 2 décembre 1904, puis vient se faire soigner de l'extérieur.

Scarlatine en été 1902 ; il avait la rate augmentée de volume depuis.

A été soigné à la clinique du 6 avril au 15 mai 1903 et du 5 mars jusqu'au 7 avril 1904 comme leucémique, sans résultats ; il présentait alors des hémorragies quotidiennes.

D'après l'observation prise en avril 1904, la rate s'étendait de la ligne scapulaire gauche jusqu'à la ligne axillaire droite ; le foie arrivait à quatre travers de doigt sous le rebord des côtes droites.

Dans le sang, on trouvait 3.000.000 de globules rouges et 537.000 leucocytes ; la température oscillait entre 37° et 38°. Urines troubles, traces d'albumine, œdème aux deux jambes.

En juillet 1904, le malade était tellement fatigué qu'on attendait sous peu l'exitus.

Le 2 août, on commença la radiothérapie ; on n'a pu construire une courbe parce qu'il n'était pas à l'hôpital ; l'état général s'améliore, l'œdème disparaît ; après 16 applications sur la rate, le malade est devenu très nerveux et disait qu'il avait toujours des battements dans le côté et des palpitations. Le 12 novembre, il est entré à l'hôpital et en est sorti le 2 décembre quand tout cela a disparu.

La rate arrive au niveau d'une ligne horizontale passant par l'ombilic et à droite jusqu'à la ligne médiane ; 5 900.000 globules rouges et 33.500 leucocytes, 100 0/0 d'hémoglobine, augmentation de poids : 6 kilos 1/2, la matité du foie est à 2 travers de doigt du rebord des fausses côtes, urines claires, pas d'albumine, température normale. Le malade est revenu toutes les semaines.

Le 10 janvier 1905, la rate a diminué notablement, le poids du corps a encore augmenté, 21.000 leucocytes, le malade a la figure fraîche, bien portante.

OBSERVATION X

Clinique médicale de Giessen

Homme de 16 ans, leucémique depuis 3 ans, du 21 mars jusqu'au 5 mai 1904, traitement sans résultat.

Le 11 août 1904, œdème des jambes, diarrhée, syncope, hémorragie, cachexie, il revient à la clinique. A la pointe, souffle systolique, à l'aorte, second bruit plus accentué, matité du foie à cinq travers de doigt au dessous des faus-

ses côtes, la rate s'étend depuis la ligne scapulaire jusqu'au delà de la ligne médiane, et en bas, jusqu'à 2 travers
de doigt au-dessus de l'arcade crurale.

Dans l'urine, on trouve des urates, de l'albumine et des
cylindres, le fond de l'œil présente de la neuro rétinite
leucémique avec hémorragies veineuses et veines tor-
tueuses. Température 37°4, 3.775.000 globules rouges,
343.000 leucocytes (Voir à la fin de la thèse la courbe 2).

On commença la radiothérapie le 1er septembre 1904, le
traitement eut un résultat très favorable, la rate diminua,
l'état général devint bon ; le 7 septembre, l'urine ne renfermait plus de cylindres, mais des traces d'albumine.

Le 17 septembre, plus d'albumine ; les hémorragies
s'arrêtent, l'œdème disparaît.

Le 15 septembre, après 31 séances sur la rate, celle ci
dépasse le rebord des fausses côtes de quatre travers de
doigt ; son bord antérieur arrive à deux travers de doigt
de la ligne médiane.

Le foie n'a pas diminué de volume ; le fond de l'œil ne
démontra plus de changement.

L'examen du sang montre 3.400.000 globules rouges,
179.120 leucocytes, 70 0/0 d'hémoglobine, augmentation
de poids de 2 kilos ; urines claires, pas d'albumine, température au-dessus de 37°.

Le malade sort. Mort 14 jours après.

D'après le médecin traitant, la rate a de nouveau augmenté de volume ; quant au foie il était palpable à deux
travers de doigt au-dessous de l'ombilic ; la température
monte à 39 et 40°, les forces diminuèrent subitement ;
dyspnée, ballonnement du ventre, sensation de brûlure
à l'extérieur et à l'intérieur. Le 26 octobre, collapsus ; le
27, mort.

Observation XI

Clinique médicale de Fribourg (observation du Privat-Docent Karl Schleip et du docteur Hildebrand).

Malade bien portante jusqu'en 1902. A partir du printemps 1902, affaiblissement et fatigue.

A 17 ans, elle pesait 62 kilos 1/2 ; en novembre 1902, elle a remarqué du ballonnement du ventre. Depuis l'été 1902, elle a fait une maladie de la peau, se traduisant par de gros nodules, et la peau qui les recouvrait était devenue bleue verdâtre.

En février 1903, elle a été traitée pour une augmentation du volume de la rate d'origine leucénique. Jusqu'en avril 1903, avec le traitement arsenical, la tumeur augmentait ; ce n'est que plus tard qu'il y eut amélioration de l'état général et un peu de diminution de la rate. Pendant ce temps, douleurs intenses au niveau des os des jambes, augmentant d'intensité par le repos au lit. Depuis le mois d'août, en hiver, elle a été incapable de travailler.

Au printemps 1904, elle s'est trouvée de nouveau fatiguée : anorexie et douleurs au niveau de la rate.

En mai, la région splénique augmenta de volume ; depuis mi-juillet, on lui appliquait des douches au niveau de la rate, des bains de boue, et on lui donnait des préparations ferrugineuses. L'arsenic fut abandonné parce que les douleurs augmentaient.

Menstruation régulière depuis l'âge de 15 ans. Lorsqu'elle était malade, en janvier 1903, pendant 1 mois, il y a eu de l'aménorrhée, mais quand l'état général s'est amélioré les règles sont revenues. Dernière menstruation il y a 14 jours, avec douleurs abdominales et, surtout spléniques, et dyspnée notable : l'avant dernière menstruation a manqué.

Rougeole dans l'enfance ; jamais aucune maladie. Sœur de sa mère morte tuberculeuse. Elle a eu 10 sœurs. 3 sont mortes en bas âge, les autres sont bien portantes. L'examen du sang pratiqué chez ses sœurs a été normal.

Entrée dans la clinique le 25 août 1904. Teint anémique, augmentation de volume du ventre et de la rate ; son bord droit suit la ligne blanche qu'elle dépasse à droite d'une largeur de main ; elle arrive en bas jusqu'à la symphyse. Matité à la percussion ; pas de douleur à la pression.

Abdomen ballonné ; déplacement de l'estomac : diaphragme très remonté. Compression du lobe inférieur du poumon gauche, provoquant de la dyspnée ; cœur déplacé en haut, la pointe bat dans le 3e espace intercostal suivant la ligne axillaire. Un petit souffle non constant à la pointe s'explique par la dislocation du cœur.

Le pouls était par moment intermittent, mais le sphygmographe nous a montré qu'il s'agit de pouls bigéminé qu'il faut rapporter à des phénomènes morbides de myocarde. Le sommet droit était submat. Foie un peu augmenté de volume.

Nulle part des ganglions hypertrophiés ; les os ne sont pas douloureux ; aux extrémités, ce qui frappait, c'étaient de petites nodosités du volume d'un haricot et douloureuses ; ces nodosités étaient entourées par de la peau jaune verdâtre avec quelques petites veinules.

L'ensemble donnait l'impression de contusions, mais c'étaient probablement de petites thromboses sous-cutanées. (On peut supposer des phénomènes pareils dans le myocarde, ce qui donne le pouls bigéminé.)

A l'examen du fond de l'œil, on trouve les veines très dilatées et serpentines ; pas d'autres modifications. Système nerveux normal.

L'examen du sang a fait tout de suite poser le diagnostic de leucémie myéloïde : 72 pour cent hémoglobine, 3.300.000 globules rouges : 280.000 leucocytes : parmi ceux-ci, il y avait toutes les formes de leucocytes granuleux, c'est-à-dire depuis les jeunes jusqu'aux cellules complètes. Il y avait peu de myélocytes complètement formés, mais il y en avait beaucoup en voie de développement.

La formule leucocytaire était la suivante :

DATES	Chiffre total des leucocytes	Chiffres absolus des leucocytes					
		Neutrophiles	Lymphocyt.	Formes transit.	Éosinophiles	Basophiles	Myélocytes
12 septembre. .	320,000	158,279	19,785	4,302	16,334	37,850	83,310
22 —	390,000	168,000	22,000	9,000	13,500	13,500	139,000
23 novembre. .	210,000	92,000	6,600	11,200	18,500	27,800	45,200
--	201,000	99,000	6,600	13,200	11,500	19,800	50,900
—	135,000	68,800	4,600	9,650	11,750	16,780	23,500
24 novembre. .	192,000	96,000	4,200	12,500	11,700	31,300	31,300
--	127,000	63,300	1,900	5,500	11,400	17,000	27,300
--	505,000	117,700	3,900	15,700	16,500	27,500	81,700
--	136,000	61,700	2,500	3,100	11,700	21,000	33,000
--	129,000	62,600	3,400	3,800	11,400	21,900	23,500
28 novembre. .	102,000	53,000	1,600	4,500	7,800	9,800	23,200
29 —	81,000	48,800	2,000	1,4 0	7,300	8,600	12,900
9 décembre . .	42,000	17,160	2,110	1,300	7,600	7,800	6,400

Les globules rouges sont de volume différent ; il y avait très peu de globules rouges à noyau.

Urine jaune clair orange, densité 1017 jusqu'à 1019 ; un peu d'albumine; sédiments de cristaux ; nucléo-albumine ; diazzo-réaction. Pas d'indican ni d'acide acétique. Quelquefois traces d'urobiline.

On a posé le diagnostic de leucémie myéloïde grave et on a institué le traitement radiothérapique. On rayonnait donc la moelle osseuse, la rate et les ganglions. Pour les os, on a rayonné le sternum, le fémur.

La radiothérapie a été faite par le docteur Von Link. En ce qui concerne la technique, on s'est servi, comme partout, de tubes durs pour éviter l'action sur la peau. Au commencement, la malade a été rayonnée avec un tube de Gonellach ; à partir du 3 novembre, on a employé un tube régénérateur de Müller qui avait 220 volts et 7 jusqu'à 8 ampères et une dureté égale au n° 6 de l'échelle Walther. Le tube était placé à 25 centimètres de la peau. Les environs étaient recouverts par des plaques de plomb.

Du 20 septembre au 7 octobre, la rate fut rayonnée chaque jour 10 minutes et les diaphyses du fémur, 5 minutes.

Du 8 au 30 octobre, on ne rayonne que la rate pendant 15 minutes. Après 600 minutes de traitement, on n'avait noté aucune amélioration du sang.

Alors le 31 octobre, on a donné de l'arséniate de soude sous la peau à doses progressivement croissantes et on continua la radiothérapie.

Le 22 novembre et les jours suivants on a traité alternativement la rate et la moelle osseuse, chacune 15 à 30 minutes. En tout, la rate fut rayonnée pendant 648 minutes et la moelle osseuse pendant 130 minutes.

L'action des rayons a été remarquable au point de vue

de la fièvre. Avant ce traitement, il y avait souvent des
intervalles d'apyrexie ; en augmentant la durée des séances, la fièvre était plus intense, et quand on a donné
l'arsenic, on a eu presque de la fièvre intermittente, avec
alternance de 2°6 (36°8-39°1). Malgré la fièvre, il y a eu
une augmentation de poids de 3 kilos.

Le nombre des leucocytes augmenta les trois premières
semaines ; ils arrivèrent à 350.000 ; la diminution ne s'est
produite qu'après 500 minutes de traitement ; le 7 décembre, on trouvait 53.000 leucocytes. Après cette diminution
est survenue de nouveau une augmentation transitoire :
puis les globules rouges augmentent, tandis que les
leucocytes diminuent.

Toutes les formes de leucocytes contribuent à cette
diminution et il n'y a pas de cellules caractéristiques de
la leucémie disparaissant : on trouve que toutes les formes
de leucocytes, qu'il s'agisse d'augmentation ou de diminution, contribuent à cette modification ; évidémment ce
sont les polynucléaires qui sont les plus nombreux aussi
bien dans l'augmentation que dans la diminution. Il n'y a
pas d'influence spécifique sur une forme quelconque de
cellules du sang.

Le nombre des globules rouges. excepté au commencement, quand il y a eu aggravation, a toujours augmenté :
il est arrivé à 3.300.000 ; 75 0/0 d'hémoglobine : 83.000
leucocytes. Il semble que. dans la formule leucocytaire,
les myélocytes avaient une tendance à une diminution
absolue et relative.

Dix jours après le traitement arsénical, le nombre des
globules rouges polychromatophiles a augmenté ; un peu
plus tard, on a pu remarquer des globules rouges avec
des granulations basophiles ; de même les normoblastes
ont augmenté depuis le traitement arsénical.

L'état général s'est amélioré ; il y a quelques jours, le malade a souffert au niveau de la rate et a vomi ; il faut peut-être l'attribuer au processus de dégénération et de régénération qui se passait dans la rate.

La matité hépatique a augmenté, mais on n'a pas constaté d'irritation de la peau.

Tableau

Tableau de cas de Leucémie myélogène recueillies par la littérature Allemande

N°s	AUTEURS	Sexe, Age	ÉTAT au DÉBUT du TRAITEMENT	DURÉE du TRAITEMENT	RÉSULTATS	OBSERVATIONS
1	Senn	Femme 29	Tum. rate et foie : 56 °/₀ hémoglobine		Guérison.	Myélémie
2	Krone	Homme	Tum. rate, Leuc., glob. roug. = 1 à 8.	17 séances	Diminut. rate, Leuc. : Glr = 1 à 20.	Leucémie r.
3	Aubens	Homme 27	Tum. rate, Leuc., glob. roug. = 1 à 1.	50 séances	Disparit. tum., Leuc. : Glr = 1 à 525.	Après, récid. mortelle
4	Fried	Homme 50	Tumeur rate et foie : H 60 °/₀ ; 2,525,000 R., 98,000 L.	26 jours	Diminution notable, rate : 592,500 R. et 6,785 L.	Peu de lymphocytes ; la plupart sont myelocytes ou poly.
5	—	Homme 60	Tumeur rate et foie ; H 60 °/₀ ; 3,075,000 R , 185,000 L.	31 jours	Dimin. rate : 4,450,000 R. ; 14,462 L. 68 °/₀ H.	Traitement n'est pas terminé.
6	Schromburg		Tumeur de la rate.	20 séances	Diminution de la tumeur.	Leucémie r.
7	Soetberg		Tumeur de la rate ; 500,000 leucoc.		Diminution de rate : 150,000 leucoc.	Myélémie
8	Aubertin et Blau-joux	Homme 60	Tumeur splénique.	.	Après chaque séance augmentation, puis diminution des leucocytes, qui devient ensuite définitive.	Myélémie
9	Krause		Tumeur de la rate ; 300,000 leucoc.	1000 minutes	Dimin. de rate : 75,000 leucocytes.	
10	Hoffmann	Femme 52	Tumeur de la rate et du foie.	30 séances	Diminution des L, mais aucune amélioration visible.	Leucémie myélogène, mort par pneumonie intercurrente.
11	—	Homme 43	Tumeur foie et rate ; 75 °/₀ H ; 3,550,000 gl. r. 90,000 leucoc.	21 séances	Rate diminuée; état du sang normal.	Leucémie myélogène
12	Léon		Tum. rate, Leucoc., glob. roug. 1 à 6.	4 semaines	Rate très diminuée L: Gl rouges = 1 à 166.	Leucémie r.
13	Kleinschmidt	Homme	Tum. splénique, cachexie; 300,000 leucocytes.	3 mois	Rate diminuer : 16,000 leucocytes.	Leucémie r.
14	Stone	Homme 44	266,250 leucocytes.	6 semaines	Rate diminuée : 10,000 leucocytes, collapsus subit et mort.	On a rayonné rate, sternum, epiphyses.
15	Rodde	Femme 54	Tumeur rate.		Rate rapidement diminuée ; sang normal.	Leucémie myélogène
16	Joachim	Femme 39	Gros. rate, neuro-rétinite; 2,500,000 globules rouges, 693,000 leucocytes, 40 °/₀ hémoglobine.	4 mois	Rate diminuée : 4,350,000 globules rouges; 26,000 L.; 68 °/₀ H.	Myélémie
17		Femme 22	Cachexie, tumeur rate ; 1,800,000 glob. rouges, 56 leucocytes.	40 séances	Rate diminuée ; état général amélior ; plus tard aggravation de nouveau. 2,600,000 R ; 10,000 L.	Myélémie
18	Guerra et Dozzoro	Femme 21	Fièvre, tumeur rate ; 2,800,000 globules rouges ; 140,000 leucocytes, 65 °/₀ hémoglobine.	5 mois	Rétablissement complet, mais presque aussitôt après augmentation des leucocytes.	
19	Cahen	Homme 47	Tum. splénig.; 3,925,000 R., 98,550 L.	40 séances	Disparition tumeur ; 4,025,000 R.; 3,375 leucocytes.	Reste en observation.

OBSERVATION XII

(Inédite.)

Un cas de leucémie splénique myélogène, par MM. Lagriffoul et Riche.

La nommée B..., Thérèse, âgée de 27 ans, entre le 13 février 1905 dans le service de M. le professeur Forgue, au numéro 1 de la salle Dubreuil.

Antécédents héréditaires. — Père mort en 1903, à l'âge de 60 ans, d'une paralysie du côté droit.

Mère morte il y a 23 ans, la malade ignore de quoi.

Antécédents personnels. — Réglée à 11 ans ; les règles sont régulières.

A 16 ans, aurait eu des douleurs dans l'épaule gauche, ayant duré huit jours et accompagnées de fièvre.

Mariée à 20 ans. Un accouchement il y a cinq ans. Pas de fausses couches.

Gonococcie conjugale 6 mois après le mariage. Depuis cette époque, elle a des pertes blanches abondantes et éprouve des douleurs abdominales.

En juillet 1903, la malade a été brusquement paralysée du côté droit. L'hémiplégie était complète, intéressant tout le côté droit du corps et la face. La malade resta six mois au lit ; les phénomènes paralytiques s'amendèrent peu à peu, surtout au membre inférieur droit et à la face.

En septembre 1904, la malade commença à ressentir des douleurs dans le flanc gauche et constata l'existence d'une grosseur à ce niveau.

Les urines devinrent troubles laissant au fond du vase un dépôt blanchâtre d'un travers de doigt environ. Jamais d'hématurie. La maldae urinait cinq à six fois la nuit.

État actuel. — La malade est amaigrie, le facies est blafard.

De son hémiplégie, il persiste seulement une monoplégie brachiale droite avec contracture et un certain embarras de la parole.

La malade tousse un peu ; mais les signes physiques n'indiquent rien de bien net au point de vue bacillose ; pas de crachats.

Palpitations de cœur fréquentes, pas d'œdème. L'auscultation permet de reconnaître facilement que la malade a une insuffisance mitrale.

Urines. — La pollakiurie du début a disparu ; la malade ne se lève plus la nuit pour uriner.

Une analyse faite le 16 février donne les résultats suivants :

Quantité envoyée. . . .	550
Densité	1021
Réaction.	acide
Urée	12 gr. 7 par litre
Glucose.	Néant
Albumine	Traces
Acide urique.	0,756
Phosphates	1,30

Le dépôt est formé par des urates de soude ; pas de pus ni de cylindres.

La palpation de l'abdomen permet de reconnaître l'existence d'une tumeur volumineuse occupant tout l'hypochondre gauche et descendant jusqu'à deux travers de

doigt de l'épine iliaque antéro-supérieure. Cette tumeur
est manifestement la rate hypertrophiée.

On ne note pas de ganglions, sauf un ganglion inguinal
à droite, légèrement douloureux à la pression et du
volume d'une noisette.

Enfin il existe une fièvre vespérale atteignant de 38° à
38°5, la température du matin étant aux environs de 37°.

(Voir à la fin de la thèse la courbe n° 3.)

L'examen du sang fut pratiqué quelques jours après
l'entrée de la malade à l'hôpital.

On trouva :

Globules blancs.	160.000 par mme.
Polyn. neutr.	52 0/0
— éosin	5 0/0
— basoph. (mastzellen)	2 0/0
Myélocytes neutrophiles.	27 0/0
— éosin	3 0/0
Mononucléaires moyens.	9 0/0
Lymphocytes	4 0/0
Globules rouges	2.500.000
Hématies nucléées.	

Il s'agissait donc d'un cas de leucémie splénique myélogène.

En présence de ce diagnostic, toute intervention opé-
ratoire fut rejetée; on soumit la malade au traitement
par les rayons X. La première séance eut lieu le 26 février,
séance de 10 minutes de durée, portant sur la tumeur
splénique.

On fit une nouvelle numération de globules blancs deux
jours après cette première séance.

On trouva :

Globules blancs. . . .	110.000 par mill. c.
Polynucléaires neutrophiles. . .	56 p. 100
» éosinophiles. . .	3 p. 100
» basophiles. . . .	1 p. 100
Myélocytes neutrophiles. . . .	10 p. 100
Mononucléaires moyens. . . .	20 p. 100
Lymphocytes.	10 p. 100

A la suite de cette première séance le nombre des globules blancs avait donc diminué dans des proportions considérables.

La malade, à cause de son mauvais état général, qui l'obligeait à garder le lit, ne put se rendre de quelque temps aux séances de radiothérapie.

La fièvre, en effet, avait sensiblement augmenté; depuis le 21 février, la température du matin ne redescendait pas à 37°. Le 26 février, la température atteignait le soir 39°,8. La langue était sèche, rôtie ; il y avait de la diarrhée et des vomissements. On songea à la possibilité d'une infection éberthienne. Les taches rosées étaient cependant très douteuses. Le séro de Widal, pratiqué avec le sérum de la malade, donna cependant un résultat positif.

La malade faisait donc une dothiénentérie légère.

Le traitement radiothérapique ne fut repris que le 13 mars, lorsque la malade se sentit assez forte pour se rendre à la salle de radiothérapie.

Les séances eurent lieu alors trois fois par semaine, les 13, 15, 17, 19, 21, 23, 27, 29, 31 mars et 3 et 5 avril, soit, avec la première séance du 24 février, un total de douze séances. Ce furent toujours des séances de dix minutes de durée, avec application sur la région splénique.

Un examen du sang, pratiqué le 20 mars, donna les résultats suivants :

Globules blancs	60,000 par mill. c.	
Polynucl. neutrophiles.	60 p. 100	
» éosinophiles.	1 p. 100	
Myélocytes neutrophiles	5 p. 100	
Mononucléaires moyens	18 p. 100	
Lymphocytes.	10 p. 100	

La malade fit le 10 mars une poussée d'érysipèle de la face qui dura seulement quatre ou cinq jours.

La malade, ennuyée de son long séjour à l'hôpital, voulut retourner chez elle.

Elle quitta l'hôpital le 6 avril.

Un nouvel examen du sang fut pratiqué le jour même de son départ et donna les résultats suivants :

Globules blancs	26.800 par mmc.	
Polynucléaires neutrophiles. . .	63 %	
» éosinophiles. . .	1 %	
Myélocytes neutrophiles.	2 %	
Mononucléaires moyens.	22 %	
Lymphocytes.	12 %	
Globules rouges. . .	2.260.000 par mmc.	
Quelques hématies nucléées.		

A la palpation de l'abdomen, la rate, quoique toujours volumineuse, semblait cependant avoir diminué de volume.

CHAPITRE V

DE LA TECHNIQUE ET DES RÉSULTATS DE LA RADIOTHÉRAPIE

Dans ce chapitre, nous allons dire quelques mots sur la technique employée pour l'application de l'électricité.

Voici la façon dont a procédé le docteur Wintaler, de Munich, qui a soigné les deux malades des observations IV et V.

Il emploie un appareil d'induction de 70 centimètres de longueur d'étincelle ; comme source de courant, il se sert de la lumière de la ville ; comme interrupteur, de l'électrolyte de Simon. Les tubes sont à anticathode en fer ; on les emploie à moitié mous jusqu'à la dureté, de façon à ce que le malade soit moins exposé aux brûlures. De plus, pour mieux se préserver des brûlures, on entoure les parties voisines avec une plaque en plomb de 5 millim. d'épaisseur ; on abandonne l'endroit rayonné dans une séance et on ne reprend le traitement en ce point que quinze jours après. Pour doser la quantité de rayons, on se sert du chromo-radiomètre.

Malgré toutes ces précautions, M. Wintaler a eu quelquefois des brûlures, mais très bénignes et ne dépassant pas le deuxième degré, causées surtout par la longue durée de l'application. Les points rayonnés ont été la rate, le sternum, les os longs et même le foie.

Chez le malade Noël C..., on fit en tout, sur la rate (face antérieure). . . . . 26 applications

Sur la rate (face postéro-latérale). 39 applications

En tout. . . . . 65 applications

De plus, on rayonna la cuisse pendant 13 séances, le bras pendant 4 séances, le sternum pendant 11 séances.

Chez la malade Anna S..., on fit, sur la face antérieure de la rate. . . . . 16 applications

Sur la face postéro-latérale. . . 18 applications

En tout. . . . . 34 applications

On rayonna 6 fois la région hépatique, 12 fois la cuisse, 13 fois le sternum.

En France, on emploie à peu près la même technique, c'est-à-dire qu'on se sert aussi de tubes à moitié mous allant jusqu'à la dureté : on protège les régions voisines avec des plaques de plomb, et on fait des séances ayant une durée d'environ 10 minutes. Malgré cela, le malade est en général obligé d'interrompre son traitement pendant quelques jours à cause de pigmentation douloureuse de la peau, rachidermite, etc.

Nous regrettons de ne pas avoir de renseignements sur la technique employée par M. le Professeur Imbert pour le traitement de la malade du service de M. le Professeur Forgue ; nous savons seulement que la radiothérapie a porté sur la région splénique et que les séances ont eu une durée de 10 minutes. Nous aurions été heureux d'avoir quelques détails sur les procédés employés et sur les précautions prises, car la malade n'a ressenti aucun inconvénient de son traitement électrique et n'a pas présenté de radiodermite.

Quels ont été les résultats de la radiothérapie dans ces divers cas de leucémie myélogène ?

On peut répondre à coup sûr que le résultat a été des plus favorables. Chez tous les malades, il y a eu, à la suite de la radiothérapie, une diminution très considérable du nombre des leucocytes, une diminution du volume des organes hypertrophiés, une amélioration de l'état général.

Chez la malade de M. le Professeur Forgue, par exemple, à la suite de la première séance, le nombre des leucocytes est tombé de 160.000 à 110.000 ; après la seconde séance, l'examen du sang, fait le 20 mai, nous donne 60.000 leucocytes ; l'examen fait le 6 avril, le jour de son départ, accuse 26.800 leucocytes par millimètre cube.

Ainsi donc, dans ce cas, le traitement radiothérapique a eu une influence nette et rapide sur le nombre des leucocytes contenus dans le sang.

Cependant, il faut faire une remarque au sujet de cette diminution. L'observation nous apprend que, peu de jours après la première séance, la malade a fait une dothiénentérie. On sait l'influence qu'ont les maladies infectieuses sur les leucocytes du sang, et il est utile de se demander si la diminution des leucocytes observée est bien le fait de la radiothérapie, ou si, au contraire, elle ne dépend pas de la maladie infectieuse intercurrente.

Or justement, Gisenlohr rapporte, dans le *Wiener labneich Wochenschrift* le cas d'un malade atteint de leucémie qui, au cours d'une dothiénentérie intercurrente, a vu ses leucocytes diminuer considérablement. D'autres auteurs ont constaté le même fait au cours d'une pneumonie, d'une dothiénentérie, etc.

Seul Müller, dans un cas analogue, aurait observé une augmentation de leucocytes au lieu d'une diminution.

Il semble qu'au cours d'une maladie intercurrente, il y a bien en effet diminution des leucocytes, mais cette diminution est essentiellement transitoire ; dans le cas de Thirsch, chez un malade leucémique mourant de pneumonie, l'augmentation est arrivée deux ou trois jours après l'invasion de la pneumonie.

Du reste, en ce qui concerne le cas de la malade de M. le Professeur Forgue, il est permis de se demander si elle a fait vraiment une dothiénentérie; car, si le séro de Widal est positif, les symptômes observés sont peu accentués et la maladie a évolué dans un espace de temps assez court.

Quoi qu'il en soit, cette malade, malgré un traitement de peu de durée, puisqu'elle n'a été rayonnée que 11 fois, est sortie du service avec une amélioration énorme de l'état général, une diminution considérable du chiffre des leucocytes et un amoindrissement du volume de la rate.

Pour les autres malades soumis à la radiothérapie, le résultat obtenu a été analogue, grande amélioration de l'état général, diminution du nombre des leucocytes tombant même dans un cas au dessous de la normale ; diminution et parfois disparition de l'hypertrophie splénique, hépatique, etc.

Bref, des changements si considérables sont survenus dans l'état de ces malades qu'on a prononcé parfois le mot de guérison. Pour nous, nous estimons qu'à l'heure actuelle, on ne peut employer ce mot, car les malades n'ont été traités que ces dernières années, quelques-uns même depuis moins d'un an, par conséquent leur observation est trop récente pour qu'on puisse affirmer leur guérison.

Nous voyons au contraire que certains de ces malades,

dès qu'ils ont suspendu le traitement, ont vu leur tumeur reparaître, le nombre de leucocytes augmenter de nouveau, l'état général s'aggraver ; un ou deux même sont morts.

Il ne nous semble donc pas permis de dire que ces malades ont été guéris par le traitement radiothérapique, mais on peut, sans trop s'avancer, affirmer que la radiothérapie est, à l'heure actuelle, le meilleur traitement que l'on puisse opposer à la leucémie, et que les améliorations obtenues sont très considérables et persistent pendant un temps assez long.

Il nous resterait, avant de donner nos conclusions, à nous demander comment agit la radiothérapie, et quelles modifications elle produit dans les tissus ?

Ici les hypothèses sont très nombreuses : pour les uns les rayons X ont une action spécifique sur l'agent inconnu de la leucémie ; pour d'autres la radiothérapie détruit les leucocytes qui sont très fragiles chez ces malades ; elle a également une action destructive sur les tissus myéloïdes qui ont envahi les organes ; pour d'autres enfin, elle a une action spéciale sur la moëlle osseuse.

Toutes les raisons invoquées pour expliquer l'action de la radiothérapie ne sont, à l'heure actuelle, que des hypothèses très vagues ; c'est pourquoi nous n'y insisterons pas.

CONCLUSIONS

Arrivé au terme de notre travail, voici les conclusions que nous croyons pouvoir formuler.

1° La leucémie myélogène est caractérisée par un changement dans la composition du sang qui consiste dans l'augmentation du nombre de leucocytes, la présence de formes anormales spéciales, la diminution des hématies et par l'hypertrophie de certains organes qui sont transformés en tissu myéloïde.

2° Elle se traduit cliniquement par des symptômes généraux indiquant une anémie considérable, des signes physiques révélant une hypertrophie de certains organes, (foie, rate. moelle osseuse), des modifications dans la composition des urines et du sang.

3° Son évolution est chronique et en général fatale; la durée de la maladie varie entre quelques mois et quelques années.

4° Le diagnostic de la leucémie myélogène est uniquement basé sur l'examen hématologique et la présence dans le sang de globules blancs anormaux (myélocytes, éosinophiles et neutrophiles, mastzellen).

5° Les traitements employés jusqu'à maintenant sont absolument inefficaces; seul l'arsenic par l'action qu'il exerce sur la production des globules rouges, peut être

conservé comme un bon adjuvant du traitement électro-
thérapique.

6° La radiothérapie employée dans les cas de leucémie
n'a pas produit d'accidents sérieux, elle a eu au contraire
des résultats excellents et a provoqué des améliorations
très considérables, dans certains cas même des résurrec-
tions. Mais ces améliorations ne sont pas toujours dura-
bles, et par conséquent nous ne pouvons considérer la
radiothérapie comme guérissant la leucémie myélogène.

7° Toutefois, en l'absence de tout autre traitement, on
peut dire que la radiothérapie doit toujours être employée
dans les cas de leucémie, et qu'on en obtiendra d'excellents résultats.

INDEX BIBLIOGRAPHIQUE

1° Ouvrages français

BROUARDEL et GILBERT. — Traité de médecine, tome VI.

CHARCOT et BOUCHARD. — Traité de médecine, tome III.

COLLET. — Précis de pathologie interne, tome II.

FORGUE — Précis de pathologie externe, tome I.

AUBERTIN et BEAUJORD. — Action des rayons X dans la leucémie (Presse médicale, 1904, n° 67).

Archives de médecine expérimentale (avril 1899).

BOISSAS. — Du sang leucocythémique (thèse de Lyon, 1890).

BEZANÇON et CLERC. — Société anatomique (7 juillet 18999).

BONNET. — Thèse de Paris, 1895-1896, n° 423.

Bulletins et Mémoires de la Société médicale des Hôpitaux de Paris (mars 1900-1903).

Bulletins et Mémoires de la Société anatomique (1899-1904).

Bulletins et Mémoires de la Société de Biologie (juin 1904, 1895, 1898).

DOMINICI. — Considérations sur les leucémies (Société Biologie, janvier 1901).

GUILLOT et SPILLMANN. — Action des rayons X dans un cas de leucémie splénique (Société Biologie, 28 mai 1904).

Gazette des Hôpitaux (9 février 1900, 15 décembre 1904, 20 mars 1900, année 1902).

GREEN. — Thèse sur la leucémie aiguë, Paris, 1900, n° 638.

GARDAVOT. — Thèse sur la leucémie aiguë hemorragique. Paris 1902 1903, n° 385.

GATCHER. — Leucocythémie aiguë (Progrès médical 1881, page 445).

GILBERT et WAL. — Contribution à l'étude de la leucocythémie aiguë (Archives de médecine expérimentale, mars 1899).

GAINON et JOLLY. — Revue mensuelle des maladies de l'enfance (juin 1890, page 262).

HAYEM. — Du sang, 1899.

ISAMBERT. — Article « leucocythémie » (dans le Dictionnaire encyclopédique des sciences médicales).

LIFFRAN. — Thèse sur la leucocythémie aiguë (Bordeaux, 1893, n° 39).

Presse Médicale (année 1904, 1905, 1903).

RIOT. — La leucémie aiguë (étude clinique et hématologique). Presse médicale, 2 avril 1904.

SABRAZÈS. — Congrès de Lille, août 1899 (leucémie et asthénie).

Semaine médicale (1904, 1905, 1899, 1893).

VAQUEZ et LOUBRY. — Société médicale des hôpitaux de Paris (22 juillet 1904).

WESTPHALEN. — Semaine médicale, 1899, page 374.

TROUSSEAU. — Clinique, tome 3.

2° Publications étrangères (1)

Munschener Medizinische Wochenschrift (janvier 1905), 1904, n° 21 ; n° 24 ; n° 40 ; n° 48 ; n° 18.

Wiener Klinische Wochenschrift (1905, n° 5).

Deustche Medizinische Wochenschrift (1905, n° 13 ; mars 1904).

New-York Med. Record (août 1903 ; avril 1904).

---

(1) Nous n'avons pu nous procurer et faire traduire qu'un petit nombre de ces publications: les autres figurent à titre de simple indication.

Journal of the amer. med. association (1904, n° 13 ; mars 1904.

Berliner Klinische Wochenschrift (1904, n° 50 ; n° 49).

Revista medica de Sevilla (15 novembre 1904, Senor).

ARNSPERGER. — Apparition de leucémie épidémique (Munsch. Med. Woch., 3 janvier 1905).

SCHLEIP et HILDEBRANT. — Contribution à l'étude du traitement de la leucémie myéloïde par les X. (M. Med. W., 1905, 22 févriern n° 8).

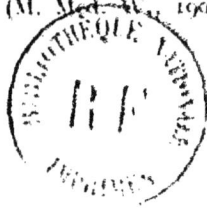

Septembre · Octobre

Mars

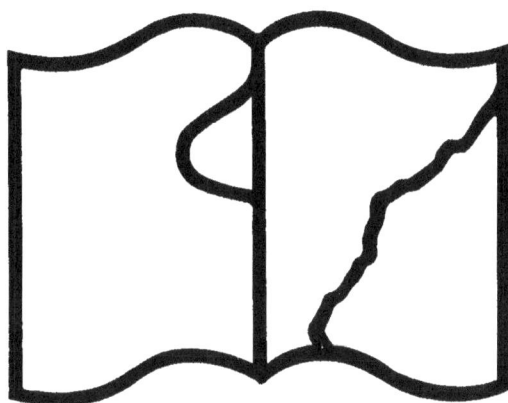

Texte détérioré — reliure défectueuse

NF Z 43-120-11

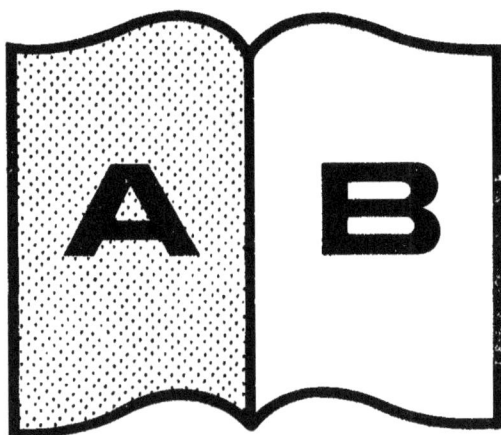

Contraste insuffisant
NF Z 43-120-14

www.ingramcontent.com/pod-product-compliance
Lightning Source LLC
Chambersburg PA
CBHW071523200326
41519CB00019B/6046